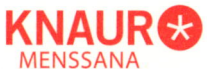

KNAUR★
MENSSANA

DR. MALTE RUBACH
MIT MARJORIE RUBACH

MAGIC EATING

**So organisieren Sie Ihren Kühlschrank,
verändern Ihr Essverhalten und leben gesund**

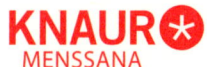
KNAUR
MENSSANA

Besuchen Sie uns im Internet:
www.mens-sana.de

Aus Verantwortung für die Umwelt hat sich die Verlagsgruppe
Droemer Knaur zu einer nachhaltigen Buchproduktion verpflichtet.
Der bewusste Umgang mit unseren Ressourcen, der Schutz unseres Klimas
und der Natur gehören zu unseren obersten Unternehmenszielen.
Gemeinsam mit unseren Partnern und Lieferanten setzen wir uns für
eine klimaneutrale Buchproduktion ein, die den Erwerb von Klimazertifikaten
zur Kompensation des CO_2-Ausstoßes einschließt.
Weitere Informationen finden Sie unter: www.klimaneutralerverlag.de

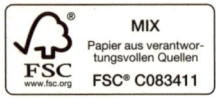

Originalausgabe Oktober 2021
© 2021 Knaur Verlag
Ein Imprint der Verlagsgruppe
Droemer Knaur GmbH & Co. KG, München
Alle Rechte vorbehalten. Das Werk darf – auch teilweise – nur mit
Genehmigung des Verlags wiedergegeben werden.
Redaktion: Ralf Lay
Covergestaltung: total italic, Thierry Wijnberg
Coverabbildung: Berg Dmitry/Shutterstock.com
Innenteilabbildungen: Grafiken: le-tex publishing services GmbH, Leipzig;
Kühlschrank: Berg Dmitry/Shutterstock.com
Satz: Adobe InDesign im Verlag
Druck und Bindung: CPI books GmbH, Leck
ISBN 978-3-426-65890-1

5 4 3 2 1

Inhalt

Vorwort

Lernen ist wunderbar, aber es kommt nicht immer auf die leichte und erhabene Weise, wie wir es gern hätten.

Manchmal tut es weh zu wachsen, weil es Reife erfordert. Dass wir uns des eigenen Verhaltens bewusst werden. Sobald wir über unsere Gewohnheiten nachgedacht haben, müssen wir ihre Veränderung anstoßen.

Menschen neigen dazu, sich Neuigkeiten zu widersetzen, weil sie Angst vor dem Unbekannten, vor der Freiheit und folglich vor der Verantwortung haben, die Veränderungen oftmals mit sich bringen. Und dabei geht es uns doch eigentlich sehr gut. Vielleicht ist genau das ein Teil dieser großen Herausforderung?

Privilegien schaffen Chancen, und Chancen schaffen Verantwortung. In Brasilien heißt es: »Wasch das Geschirr mit einem Lächeln, denn wenn es schmutzig war, hattest du Essen auf dem Tisch!«

Wer mit diesem Bewusstsein aufwächst, übt sich in bedingungsloser Dankbarkeit für seine Lebensmittel. Es ist ein Privileg, für das gekaufte Essen bezahlen zu können und eine Küche zu haben, wo man sein Essen bequem und sicher zubereiten kann. Und doch gibt es selbst in einem wohlhabenden

Land wie Deutschland noch Menschen, die sich nicht einmal täglich eine warme Mahlzeit leisten können.

Mit unseren täglichen Entscheidungen schaffen wir Tatsachen, die weit über unsere kleine persönliche Welt hinausgehen – auch was unser Essen betrifft. Wer sich intensiv mit seinem Kühlschrank, seiner Speisekammer und den Lebensmitteln selbst beschäftigt, bekommt intuitiv ein Gefühl für seine Ernährungsgewohnheiten.

Ihre Entscheidungen, Ihre Planung, Ihr Konsum und Ihre Dankbarkeit helfen dabei, weniger Lebensmittel zu verschwenden und Ihre Existenz zu einer wertschätzenden Erfahrung zu machen – für Sie selbst und nicht weniger als die ganze Welt da draußen!

Wir wünschen Ihnen gutes Gelingen bei Ihrer persönlichen Ernährungswende!

Marjorie und Malte Rubach

Einleitung

In der japanischen Philosophie »Kaizen« gilt die Entledigung von Verzichtbarem und Unordnung als Schlüssel zur »Veränderung zum Neuen«. Als Ernährungswissenschaftler ist es immer mein Ziel gewesen, Menschen anhand der neuesten wissenschaftlichen Erkenntnisse für eine gesündere Lebensweise zu begeistern. Ich musste aber auch immer wieder feststellen, dass Wissen allein noch keine Erfolgsgarantie ist. Die praktische Umsetzung folgt gewöhnlich den Gesetzmäßigkeiten des Alltags, der in unserer Zeit immer hektischer und schnelllebiger wird und kaum Zeit zum Luftholen lässt.

Schon vor vielen Jahren begann meine Frau Marjorie deshalb damit, unseren Alltag von unnötigem Ballast zu befreien. Da sie diejenige ist, die sich bei unserer Zusammenarbeit stets durch die Regalmeter in Buchhandlungen kämpft und mit langem Atem recherchiert, stieß sie dabei auf unglaublich viele Möglichkeiten, unser Lebensumfeld zu »entschlacken«. Doch eine Philosophie hatte unseren Nerv getroffen.

Sicher haben Sie schon von dem Prinzip des *Minimalismus* gehört: Weniger ist mehr. Nur so viel wie nötig, aber nicht mehr als das. Was sich nach einem Leben in Askese anhört, das ist es auch. Der Minimalismus würde einem genussvollen Leben, wie wir es uns vorstellten, auf keinen Fall gerecht werden, da hätten wir auch direkt ins Kloster gehen können. Sie entdeckte stattdessen das Prinzip des *Essenzialismus*. Hinter diesem Prinzip verbirgt sich die Frage, was uns wirklich wichtig ist. Im Unterschied zum Minimalismus setzt der Essenzialismus voraus, dass wir uns intensiv mit den Dingen unseres Alltags auseinandersetzen müssen, um eine Entscheidung über ihren weiteren Verbleib in unserem Leben treffen zu können.

Wir begannen also damit, unser Leben auf den Kopf zu stellen. Fast alles wurde in Augenschein genommen, diskutiert und dann auch manch schmerzhafter Abschied genommen. Langsam, aber sicher arbeiteten wir uns Raum für Raum bis zur Küche vor. Das war ursprünglich gar nicht so geplant, doch die Konzepte, mit denen wir uns befassten, schlugen nun einmal vor, raumweise vorzugehen. Also trat das Unvermeidbare ein, wir standen schließlich vor unserem Kühlschrank und in der Speisekammer. Und Letztere war eine recht ungeordnete Ansammlung von verschiedenen Verpackungen, Gläsern, Dosen und Flaschen.

Wie in jedem Chaos hatte sich nach den Lehren der Chaostheorie eine irgendwie geartete Ordnung wie von selbst entwickelt, aber nicht unbedingt eine der Art, die uns in diesem Moment ein gutes Gewissen verschaffte. Im Kühlschrank sah es etwas besser aus, immerhin sind dort ja die weniger haltbaren Lebensmittel gelagert, und da schaut man dann öfter mal vorbei. Eigentlich, denn auch hier standen längst vergessene Schätze in der letzten Reihe, die zum Beispiel mal für ein raffiniertes Curryrezept dienen sollten. Doch für ein schmackhaftes spontanes Essen fehlte auch in unserem Kühlschrank die Inspiration. Wir beschlossen also, auch die Küche dem Prinzip des Essenzialismus zu unterwerfen. In diesem Buch erfahren Sie, was wir daraus gelernt haben und wie auch Sie davon profitieren können!

Der Kühlschrank, das unbekannte Wesen

Jeder hat ihn, aber die wenigsten wissen, wie man ihn richtig umsorgt. Dabei könnte er Ihr Leben auf magische Art und Weise verändern, wenn Sie sich ein wenig mehr um ihn kümmern möchten. Wie alles, was einem gut und heilig ist, benötigt er nur ein bisschen regelmäßige Pflege und einen liebevollen Umgang. Vor allem seine inneren Werte sind es, die aus ihm herausstrahlen, sobald er sich für Sie öffnet.

Es wird höchste Zeit, dass Sie ihn besser kennenlernen, denn Sie laufen sich mindestens dreimal am Tag über den Weg, wenn nicht sogar häufiger. Auch wenn er wie angewurzelt meist an seinem Platz steht, war es für ihn ein weiter Weg bis in unsere privatesten Gefilde. Noch vor gut einem halben Jahrhundert gab es von seiner Art sehr wenige Exemplare, aber inzwischen hat auch bei ihm die Evolution die verrücktesten Schöpfungen hervorgebracht.

Es gibt kleine und große, laute und leise. Manche sind sehr hungrig und brauchen viel Energie, und andere wieder sind echte Überlebenskünstler. Wie alles, was die Evolution hervorbrachte, sind manche Exemplare auch schon wieder von der Erdoberfläche verschwunden, weil sie einfach mit den Umweltveränderungen nicht Schritt halten konnten. Auch scheint sich eher der mittelgroße Typ durchgesetzt zu haben statt der frühen Mammut-Exemplare. Die Zwergtypen trifft man hier und da noch an, aber für zu Hause sind sie meistens nicht so geeignet, auch wenn sie natürlich pflegeleichter sind.

Er ist wirklich ein ziemlich zuverlässiger Alleskönner in

seinem Metier. Wenn wir nachts nicht schlafen können, spendiert er uns gerne noch ein Betthupferl. Morgens strahlt er uns mit dem matten Licht der Morgensonne entgegen. Er reicht uns die Milch, wenn wir uns den ersten Kaffee machen. Und abends können wir sicher sein, dass er wieder etwas in Reserve hat, was nach einem anstrengenden Tag die Laune hebt.

Also, widmen wir uns nun einem Zeitgenossen, der unser Leben auf einen Schlag wortwörtlich in beste Ordnung bringen kann. Es geht natürlich um Ihren Kühlschrank. Wir wissen oft gar nicht, was dieses wundersame Gerät für Fähigkeiten hat und wie es obendrein nicht nur Lebensmittel am besten frisch hält, sondern wie jeder Mensch mit wenigen einfachen Tipps den Kühlschrank zur Zentrale für gesunde und nachhaltige Ernährung machen kann.

Wir gehen gemeinsam auf die Reise in das Innere unserer Kühlschränke, nehmen Lebensmittel unter die Lupe und entwickeln in wenigen Schritten Ihr individuelles Kühl- und Speiselager, mit dem Sie nie wieder gezwungen sind, den Pizzaboten anzurufen, weil Ihnen gähnende Leere entgegenschlägt. Seien Sie versichert, es kostet Sie nur ein wenig Ihrer Zeit, aber Sie gewinnen ein neues Leben!

Info-Box: Die Motivationsdusche für Küchenarbeit!

Wenn Sie an Küchenarbeit denken, was kommt Ihnen als Erstes in den Sinn? Jubelschreie oder eher der Gedanke, den Lieferdienst anzurufen? Keine Sorge, Sie sind damit nicht allein, vielen geht es erst mal so, spätestens wenn sie an den Abwasch denken. Doch alle Arbeiten in der Küche sorgen nicht selten sogar für eine gewisse geistige Entlastung im Alltag. Gerade Menschen, die sich sonst im beruflichen Alltag mit viel Theorie und wenig Praxis beschäftigen, empfinden die tägliche Handarbeit zur Vorbereitung einer leckeren Mahlzeit oft sogar als Entspannung. Im Englischen spricht man von *mindful distraction* – geistiger Zerstreuung. Achten Sie einmal darauf, welchen Effekt dies bei Ihnen bewirkt! Wenn es Ihnen gefällt, machen Sie dazu noch Musik an, oder hören Sie Podcasts. Was auch immer zur weiteren Entspannung beiträgt, ist der Sache dienlich.

Ein anderer positiver Effekt, den die meisten Menschen stark unterschätzen, ist die körperliche Anstrengung bei der Küchenarbeit. Vorbereitungen, Kochen und Nachbereitungen inklusive Abwasch können Ihren Energieverbrauch ohne Probleme mehr als verdoppeln oder sogar verdreifachen.

Ich habe für Sie in der Übersicht einmal ein paar Tätigkeiten zusammengestellt, damit Sie sehen, welches Fitnessprogramm Sie mehrmals täglich absolvieren (können).

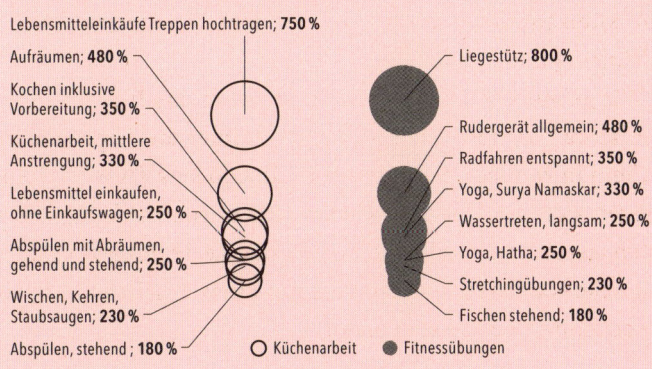

Lebensmitteleinkäufe Treppen hochtragen; **750 %**
Aufräumen; **480 %**
Kochen inklusive Vorbereitung; **350 %**
Küchenarbeit, mittlere Anstrengung; **330 %**
Lebensmittel einkaufen, ohne Einkaufswagen; **250 %**
Abspülen mit Abräumen, gehend und stehend; **250 %**
Wischen, Kehren, Staubsaugen; **230 %**
Abspülen, stehend ; **180 %**

Liegestütz; **800 %**
Rudergerät allgemein; **480 %**
Radfahren entspannt; **350 %**
Yoga, Surya Namaskar; **330 %**
Wassertreten, langsam; **250 %**
Yoga, Hatha; **250 %**
Stretchingübungen; **230 %**
Fischen stehend; **180 %**

○ Küchenarbeit   ● Fitnessübungen

Stoffwechselsteigerung in Prozent bei 1 Stunde Aktivität

Ich bin mir sicher, da ist etwas dabei, womit Sie nicht gerechnet haben. Vom Einkaufen bis zum Abwasch absolvieren Sie die körperliche Leistung, für die Sie sonst extra in ein Fitnessstudio gehen müssten! Da die Leistungssteigerung erst messbar zählt, wenn Sie mindestens eine Stunde aktiv sind, rechnen Sie einmal zusammen, wie viel Zeit Sie das gesamte Geschehen kostet. Natürlich ersetzt die »Küchen-Fitness« nicht die positiven Effekte eines Krafttrainings oder einer Radtour. Doch in jedem Fall zahlen Sie mit dieser Alltagsaktivität auf die Haben-Seite Ihres Stoffwechselkontos ein. Einmal am Tag richtig kochen, und Sie haben Ihr Sportpensum bereits erfüllt!

Warum Sie sich mit Ordnung im Kühlschrank automatisch gesund und nachhaltig ernähren!

Sicher denkt der eine oder andere nun, warum soll mehr Ordnung im Kühlschrank und in der Speisekammer denn gesünder und nachhaltiger sein? Ganz einfach, weil Ordnung nichts anderes bedeutet, als dass Sie mehr Übersicht haben. Das ist so, als wenn Sie sich vor hundert Jahren noch auf den höchsten Punkt in der Umgebung stellen mussten, um den Weg ins Tal zu sehen. Sich eine Übersicht zu verschaffen ist die Voraussetzung für eine zielgerichtete Orientierung. Heute brauchen Sie zwar nur noch ein Navigationssystem im Auto oder auf dem Handy, und Sie werden sehen, dass auch digitale Helfer ihren Beitrag zur Ernährungsrevolution in Ihrem Kühlschrank leisten können. Doch zunächst geht es darum, dass sich aus einer besseren Übersicht ganz leicht ein Orientierungssystem entwickeln lässt, das Ihnen überhaupt erst die Möglichkeit zu mehr Bewusstsein für Ihre alltägliche Ernährung liefert.

Ohne Orientierung können Sie keine bewussten Entscheidungen treffen, die vor allem Ihnen guttun und nicht nur der Kasse Ihres Supermarkts. Als Orientierungssystem, das Gesundheit und Nachhaltigkeit in sich vereint, richten wir uns nach der 2019 als »Planeten-Ernährung« (siehe Info-Box) bekannt gewordenen Ernährungsempfehlung eines hochkarätigen Expertenteams aus. Unter dem Vorsitz von Prof. Walter Willett, einem international anerkannten Ernährungswissenschaftler der Harvard-Universität und Befürworter einer pflanzenbasierten Ernährung, wurde diese Empfehlung als Grundlage geschaffen, damit weltweit einmal zehn Milliarden Menschen jeden Tag ausreichend essen können, um gesund zu bleiben und die natürlichen Grenzen unseres Planeten nicht zu sprengen. Somit ernähren Sie sich mit »Magic Eating« nicht nur gesund, sondern gleichzeitig auch nachhaltig!

Info-Box: Gut für dich, gut für die Erde – die Planeten-Ernährung

Das Ziel von »Magic Eating« ist eine dauerhafte Ernährungsumstellung, die Ihrer Gesundheit und der des Planeten nutzt. Das dahinterstehende wissenschaftliche Konzept wurde 2019 durch eine internationale Expertengruppe als »Planeten-Ernährung« bekannt. Die Planeten-Ernährung wurde so berechnet, dass jedem Menschen auf der Welt eine gesunde Ernährung möglich ist, aber auch die natürlichen Grenzen unseres Planeten nicht überschritten werden. Das bedeutet, dass die täglichen Mengen an Lebensmitteln so bemessen sind, dass dafür nur so viele Ressourcen verbraucht werden, wie auch natürlicherweise nachwachsen können. Und auch nur so viele Treibhausgase entstehen, dass die Erderwärmung gestoppt werden kann. Trotzdem ist die Planeten-Ernährung sehr flexibel. Sie erlaubt auch Fleisch, Milch und Milchprodukte, Fisch und Eier. Sie kann auch vegetarisch oder vegan umgesetzt werden. Somit ist sie für jede Ernährungweise geeignet, und der individuelle Genuss unterliegt keiner Beschränkung.

Wenn Sie Ihre Lebensmittelauswahl und Ernährung anhand der Planeten-Ernährung zusammenstellen, haben Sie also zwei Fliegen mit einer Klappe geschlagen: Sie sorgen für sich und für die Umwelt und damit auch für alle Lebewesen. Konkret berücksichtigt die Planeten-Ernährung, dass die sogenannten planetaren Grenzen durch unseren Konsum nicht überschritten werden. Die planetaren Grenzen heißen so, weil die Chancen auf Wiedergutmachung nach ihrem Überschreiten sehr gering sind. Das trifft nicht nur auf den Klimawandel zu, sondern es gibt ebenfalls Grenzen für die Fruchtbarkeit unserer Böden, für die Artenvielfalt, die Trinkwasservorkommen oder das Meeresleben. Damit wir die Ressourcen unserer Erde nicht über ihre Regenerationsfähigkeit hinaus beanspruchen, ist eine Orientierung an der Planeten-Ernährung also mehr als sinnvoll.

Garantiert besser: Abstand halten von Diäten und Ernährungstrends

Ich beschäftige mich schon seit über zwanzig Jahren mit Ernährungsthemen und für eines meiner Bücher *(Die Ich-Ernährung. Ohne Diät gesund und glücklich)* habe ich mehr als siebzig Diäten und Ernährungsweisen analysiert. Funktionieren sie tatsächlich? Sind sie vielleicht sogar gefährlich oder einfach nur unnütz? Ist das wissenschaftliche Konzept dahinter stimmig?

Ich kann Ihnen versichern, dass die wenigsten Diäten oder Ernährungsweisen eine solide wissenschaftliche Basis haben. Im Gegenteil, viele von ihnen sind zu fleischlastig, andere zu fettlastig, wieder andere empfehlen ohne wissenschaftlichen Beleg den Verzicht auf wertvolle Grundnahrungsmittel wie Kartoffeln, Milch oder Getreide. Dann gibt es auch wieder das

Extrem, wo man sich wochenlang nur von einem Lebensmittel und Getränken ernähren soll. Oder sie gehen direkt zum Heilfasten. Doch wenn die Theorien dahinter oft so fraglich sind, warum bringen Diäten und Ernährungsweisen dann doch oftmals zumindest kurzfristig den erwünschten Erfolg?

Und da ist es wieder, das Zauberwort: »Orientierungssystem«. Entweder Sie dürfen nur noch pflanzliche Lebensmittel essen. Oder alles muss glutenfrei sein. Oder Sie fangen an, Punkte zu zählen, je nachdem, wie viel und was Sie gegessen haben. Oder Sie gucken in Tabellen nach, die Ihnen vorgeben, welches Lebensmittel Sie noch essen dürfen, abhängig vom sogenannten glykämischen Index oder dem Säure-Basen-Wert. Oder Sie bekommen direkt einen vorgegebenen Ernährungsplan, den irgendjemand angeblich aus Ihrer DNA entschlüsselt hat. Das sorgt oft automatisch auch dafür, dass Sie weniger essen und weniger Kalorien zu sich nehmen.

Leider sind viele dieser Konzepte langfristig kaum umsetzbar, obwohl sie eine Menge Geld kosten können – im schlimmsten Fall sogar Ihre Gesundheit. In allen Fällen aber haben Sie klare Vorgaben zur Orientierung. Mit »Magic Eating« werden Sie genau das erreichen, aber mit einem wichtigen Unterschied: Sie sorgen dauerhaft für Veränderung durch bessere Orientierung!

Info-Box: Die Abkürzung, die keine ist!

Wir werden im Alltag mit vermeintlich einfachen und schnellen Lösungen konfrontiert, die sehr verlockend klingen. Die Krux dabei: Es gibt tatsächlich oft einfache Lösungen, aber schnelle Lösungen schaffen oftmals im Nachhinein leider genauso schnell neue Probleme. In Ernährungsfragen gilt dies im Besonderen, und fast alle haben schon einmal vom Jo-Jo-Effekt gehört: Wer durch eine »Turbo-Diät« in zwei Wochen 5 Kilo Körpergewicht verloren hat, findet nicht selten zwei Monate später plötzlich 10 Kilo mehr auf den Hüften wieder.

Eine nachhaltige und langfristige Gewichtsabnahme hingegen geht mit etwa ½ Kilogramm pro Woche einher. Für 5 Kilogramm Gewichtsverlust sind also zweieinhalb Monate ein gesunder Zeitraum. In dieser Zeit und sogar noch länger können Sie eine Menge neuer Rezepte ausprobieren, Kochtechniken sowie neue Lebensmittel kennenlernen und neue Handlungsweisen in Ihrem Alltag einstudieren. Mit anderen Worten: Sie entwickeln ein neues Bewusstsein für Ihre Ernährung!

Dieses Beispiel soll Ihnen zeigen, dass Sie umso mehr gewinnen, je mehr Sie bereit sind, anfänglich Zeit und Mühe zu investieren. »Magic Eating« bedeutet, dass Sie statt »schnellem« Fertigessen immer mehr frische und wenig verarbeitete Lebensmittel selbst zubereiten. »Magic Eating« heißt, mehr Zeit für Mahlzeiten einzuplanen - egal, ob allein, zu zweit oder zu mehreren -, statt eines »schnellen« Essens oder Snacks zwischendurch. Und »Magic Eating« bedeutet, ein neues Ordnungs- und Orientierungssystem in Ihrem Kühlschrank und Ihrer Speisekammer zu etablieren, mit dem Sie zukünftig automatisch in die Gesundheit Ihres Körpers und unseres Planeten investieren.

Behalten Sie dabei immer dieses Zitat von Mahatma Gandhi im Auge: »Lebe, als würdest du morgen sterben. Lerne, als würdest du für immer leben.«

Satt essen und gesund bleiben

Was glauben Sie, wie viele Produkte Sie heutzutage in einem normalen Supermarkt erwarten dürfen? Es sind bis zu 40000 Stück, von denen Sie allerdings mehr als drei Viertel bereits automatisch ignorieren, sobald Sie durch die Tür eintreten. Aus reiner Überforderung.

Noch vor hundert Jahren hatte der Mensch in der westlichen Welt natürlich nicht die Auswahl zwischen so vielen Produkten in einem Supermarkt wie heute. Man wollte hauptsächlich satt werden. Darum geht es natürlich auch heute noch. Wir alle wollen satt werden, dann sind wir glücklich und zufrieden. Was uns einen Strich durch diese eigentlich unfehlbare Rechnung macht, ist ausgerechnet das Lebensmittelangebot, das in Hülle und Fülle keine Grenzen mehr zu kennen scheint, weswegen wir oft mehr essen als das, was wir zum Sattwerden benötigen.

»Sich satt zu essen« bedeutet deshalb heute nicht selten auch, zu viele Kalorien zu sich zu nehmen. Jede Kalorie, die wir uns einverleiben, musste vorher irgendwie produziert werden. Natürlicherweise stammen die Kalorien aus Pflanzen. Oder aus Tieren, die Pflanzen gegessen haben. Dank cleverer Lebensmitteltechnologen stammen die Kalorien heute aber auch aus hochverarbeiteten Lebensmitteln, in welche die Kalorien sprichwörtlich implantiert wurden. Während ein naturbelassenes Lebensmittel meistens zwar auch noch irgendwie verarbeitet werden muss – ob durch Kochen, Braten oder Backen –, werden hochverarbeitete Lebensmittel durch Hilfsmittel mehr oder weniger zusammengebastelt.

Ein Implantat beschreibt laut Lexikon ein »dem Körper eingepflanztes Gewebe, Organ(teil) oder anderes Material, auch mikroelektronisches Gerät, das im Körper bestimmte Funktionen übernimmt«. Das passt auch perfekt auf hochverarbeitete Lebensmittel. Tatsächlich übernehmen die meisten Lebensmittelzutaten von Zucker über Fett bis zu speziellen Zusatzstoffen in hochverarbeiteten Lebensmitteln auch bestimmte Funktionen. Mit ihnen werden Geschmack, Aroma, Konsistenz und Farbe möglichst den Kundenerwartungen angepasst.

Wie ein gesunder Körper keine Implantate braucht, braucht ein natürliches Lebensmittel auch keine Extrazutaten und Zusatzstoffe, es sei denn, sie stehen im Kochrezept. Letztlich können wir also auch einfach direkt natürliche statt hochverarbeitete Lebensmittel essen, die aufwendig produziert werden, aber meist deutlich mehr Kalorien enthalten und dafür weniger andere Nährstoffe, es sei denn, auch diese wurden wieder extra »implantiert«.

Hochverarbeitete Lebensmittel kennen wir zum Beispiel in Form von Tütensuppen, Tiefkühlgerichten und Ähnlichem mehr. Auch die zahlreich auf den Markt gekommenen veganen und vegetarischen Ersatzprodukte für Käse, Milch, Fleisch oder andere tierische Lebensmittel zählen dazu. Die Tabelle zeigt Ihnen eine Vielzahl von Beispielen hochverarbeiteter Lebensmittel, von denen Sie nur gelegentlich essen sollten.

Hochverarbeitete Lebensmittel

Zubereitungsart	Beispiele
Ready to eat	Analogkäse, aromatisierte und/oder extrudierte Cerealien, aromatisierter Käse, Beikost, Brot (abgepackt), Burger, Chips, Currywurst, Desserts, Döner, Fleischsalat, gesüßte/gefärbte/gekochte Cerealien, Hotdog, Kekse, Ketchup, Koch- und Brühwurst (Aufschnitt), Kompott, Kuchen, Marmelade, Müsliriegel, Pasteten, Remoulade, Rohwurst, Sandwich, Schmelzkäse, Schokolade, Sirup, Speiseeis, Sprühsahne, Süßwaren, Tomatensoße, Wiener Würstchen
Ready to heat	(Brat)würste, Backcamembert, Chicken-Nuggets, Fertigsoßen, Fischstäbchen, Flammkuchen (auch TK), Getreidegerichte, Kartoffelerzeugnisse (Pommes frites), Kartoffelgerichte, Kartoffeltrockenprodukte, Konservensuppen, Lasagne, Nudelgerichte (auch TK), panierter Fisch, Pizza(gerichte) (auch TK), Ravioli, Reisgerichte, TK-Backwaren, vorverarbeitetes Fleisch
Ready to drink	gesüßte Fruchtsaftgetränke, gesüßte Milchgetränke, Limonaden, Milchshakes, Softdrinks
Durch Zugabe von Flüssigkeit zubereitet	aromatisierte Kräutermischungen, Backmischungen, Fruchtmark, Gewürzmischungen, Instant-Formula, Instant-kaffee(mischungen), Instanttee, Konzentrate, Trockenprodukte (außer Kartoffeltrockenprodukten), Trockensuppen

Hochverarbeitete Lebensmittel liefern meistens sehr viele Kalorien pro Portion. Man spricht auch von einer hohen Energiedichte, wobei Energiedichte einfach die Anzahl der Kalorien pro 100 Gramm bedeutet. Diese Erklärung reicht hier aus, wir werden uns der Energiedichte nochmals ausführlich widmen, wenn es später um die korrekte Gebrauchsanweisung für unsere Lebensmittel geht. Eine hohe Energiedichte bedeutet allerdings auch, dass wir schon bei kleinen Mengen sehr viel Energie aufnehmen. Kleine Portionen machen aber nicht satt, denn unser Magen sendet erst ein Sättigungssignal in Richtung Gehirn, wenn er auch anständig gefüllt ist. So essen wir also entsprechend mehrere Portionen und nehmen sehr viel mehr Kalorien auf, als wir eigentlich benötigen. Das Resultat ist bekannt. Im Gegensatz dazu liefern die meisten unverarbeiteten Lebensmittel wie Gemüse, Früchte und auch mageres Fleisch relativ wenige Kalorien pro Portion. Bei gleicher Magenfüllung haben wir also in der Regel auch nur in etwa so viele Kalorien aufgenommen, wie wir benötigen.

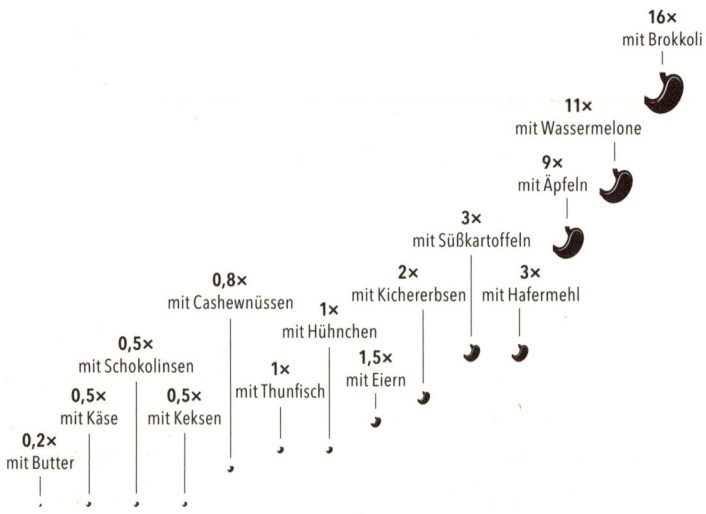

Wie oft können Sie Ihren Magen mit 2000 Kilokalorien füllen?

Das Konzept hinter »Magic Eating« berücksichtigt deshalb nicht nur Ihre individuellen Vorlieben und Ziele, wenn Sie zum Beispiel Gewicht verlieren wollen, sondern zielt auch darauf ab, dass Sie genussvoll satt werden. Da Sie dabei ganz wie von selbst nicht nur mehr Lust bekommen, Ihre eigene Auswahl an Lebensmitteln und Zutaten zu treffen, folgen sowohl Ihr Gesundheits- als auch Ihr Nachhaltigkeitsbewusstsein dabei einer steilen Lernkurve!

Um ein neues Orientierungssystem in Ihrer Ernährung zu erschaffen, ist allerdings nicht nur die »Gebrauchsanweisung« für Ihre Lebensmittel wichtig, sondern Sie benötigen auch einen einfachen und schnellen Überblick in Ihrer Küche. Zum Abschluss dieses Teils sollen Sie auch noch wissen, wie Sie frische und wenig verarbeitete Lebensmittel erkennen. Ganz einfach: Sie sehen mit einem Blick, aus welchem Rohstoff diese Lebensmittel hergestellt wurden. Zum Beispiel Apfelkompott (Rohstoff: Äpfel) oder auch Brot (Rohstoff: Getreide) und Käse (Rohstoff: Milch). Von frischen und wenig verarbeiteten Lebensmitteln können Sie täglich ruhigen Gewissens eine gute Portion essen. Von den frischen sogar zwei, vor allem, wenn es Gemüse ist. Wie Sie gesehen haben, wird Ihr Magen damit schnell gefüllt, ohne zu viele Kalorien aufzunehmen.

Das Kühlschrankspiel: Was gehört wohin?

Auch wenn in jeder Gebrauchsanweisung eines Kühlschranks steht, was wohin gehört – fast keiner liest es. Und falls ja, dann sind die trockenen Anweisungen meistens schnell wieder aus dem Kurzzeitgedächtnis ins Nirwana unseres Unterbewusstseins verschwunden. Letztlich reden wir hier von dem Platz im

Kühlschrank, wo die passende Temperatur herrscht, damit Lebensmittel möglichst lange haltbar sind – und vor allem auch ihre Nährstoffe behalten. Wie Sie noch sehen werden, wird Ihnen »Magic Eating« nicht nur mehr Orientierung durch bessere Übersicht in Ihrem Kühlschrank liefern, sondern Ihre Ernährung auch hochwertiger und genussvoller machen, wenn Ihre Lebensmittel die optimale Reife und damit die maximal mögliche Nährstoffmenge enthalten.

Wie sieht es bei Ihnen aus? Kleines Spielchen für einen kurzen Selbsttest gefällig? Die Aufgabe lautet: Dort, wo Sie in der Küche den richtigen Platz der jeweiligen Lebensmittel vermuten, notieren Sie in unserer abgebildeten Modellküche die dazugehörige Nummer.

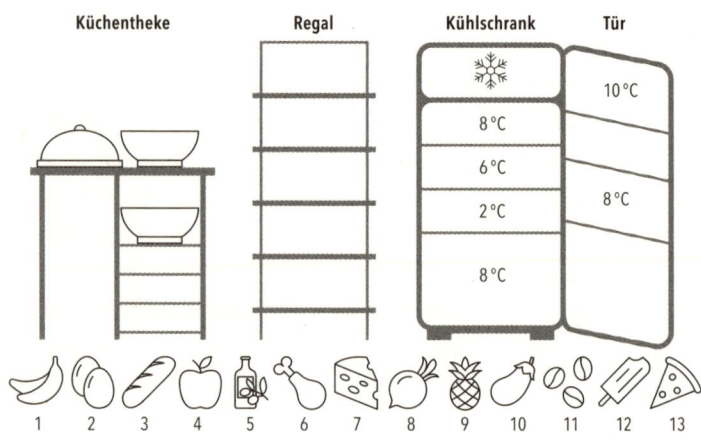

Na, alles eingeräumt? Glauben Sie mir, selbst Profis streiten manchmal darüber, ob Eier in den Kühlschrank gehören oder nicht. Aber gehen wir der Reihe nach vor. Es folgt erst mal die Auflösung. Und in der Übersicht »Welches Lebensmittel gehört wohin?« finden Sie Erklärungen dafür, warum welches Lebensmittel in der Küche wo seinen richtigen Platz hat.

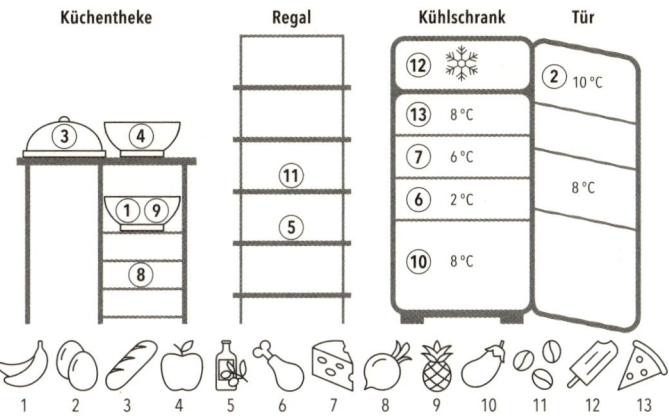

Küchentheke	Regal	Kühlschrank	Tür

Kühlschrank (von oben nach unten): ⑫ ❄, ⑬ 8 °C, ⑦ 6 °C, ⑥ 2 °C, ⑩ 8 °C

Tür: ② 10 °C, 8 °C

Regal: ⑪, ⑤

Küchentheke: ③, ④, ①, ⑨, ⑧

Lebensmittel-Legende: 1, 2, 3, 4, 5, 6, 7, 8, 9, 10, 11, 12, 13

Info-Box: Zwei Welten der Kühlschranktechnologie

Nicht jeder Kühlschrank kühlt gleich. Es gibt Kühlschränke mit statischer oder mit dynamischer Kühlung. Bei der häufigeren statischen Kühlung sinkt kalte Luft von oben nach unten. Sie kühlt den Inhalt dabei ab, und die warme Luft steigt somit wieder von unten nach oben. Temperaturunterschiede von oben nach unten können deshalb je nach Gerät mehrere Grad Celsius ausmachen. Bei der dynamischen Kühlung herrscht im gesamten Kühlteil nahezu die gleiche Temperatur.

Wir orientieren uns hier an einem statischen Kühlschrank. Wenn Sie einen dynamischen besitzen, dann können Sie die Temperatureinstellungen des Herstellers zur Orientierung nutzen, wo welche Lebensmittel am besten aufgehoben sind.

Kühlschrank

12

Fakten: Prinzipiell lässt sich so gut wie fast jedes Lebensmittel außer manchen Gemüsen und Kräutern hervorragend einfrieren, um es für längere Zeit aufzubewahren oder frisch zu halten. Es ist allerdings nicht die umweltfreundlichste Art und Weise, weil ein frisches Lebensmittel normalerweise immer weniger Treibhausgase verursacht als ein tiefgekühltes. Das liegt einfach daran, dass für die Kühlung viel Energie nötig ist, sodass sich ein tiefgekühltes Lebensmittel bildlich vorgestellt immer mehr mit Energie »auflädt«, je länger es im Kühlfach liegt.
Lagerung: Ein Eis gehört ins Eisfach, das ist klar. Aber auch auf Vorrat gekauftes Brot oder Speisereste lassen sich gut einfrieren und wieder aufwärmen. Ebenso bereits zerkleinertes Gemüse, was beim Kochen Zeit sparen kann. (Weitere Tipps am Ende des Buches!)
Tipp: Je voller das Tiefkühlfach ist, desto besser wird die Energie zur Kühlung genutzt.

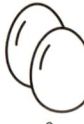

2

Fakten: Eier sind wie gesagt viel diskutiert. Sie sind eigentlich mit einem natürlichen Immunschutz ausgestattet und halten sich ohne Probleme bis zu zehn Tagen auf der Küchentheke. Warum tun wir sie dann in den Kühlschrank? Nun ja, wie jeder weiß, kommen die Eier natürlicherweise auch mit nicht so appetitlichen Dingen in Kontakt, wie zum Beispiel Hühnerkot. Auch wenn sie gereinigt werden, kann immer etwas übrig bleiben. Und da verstecken sich womöglich so unangenehme Dinge wie Salmonellen, die umso schneller wachsen, je wärmer es ist.
Lagerung: Deshalb ist es sinnvoll, Eier im Kühlschrank aufzubewahren, wenn sie länger vorrätig sind. Es geht also um das Äußere, nicht um das Innere. Und jeder kennt doch das Eierfach ganz oben in der Kühlschrank-tür, oder? Ja, da ist meist ein praktischer Eierhalter drin und eine Verschlusshaube, damit die Eier dort schön untereinander bleiben können. Das ist auch gut so, doch bringt es nur etwas, wenn die Temperatur dort nicht über 7 °C liegt. Deshalb die Eier am besten innerhalb von vierzehn Tagen verbrauchen.
Tipp: Wer also Eier länger auf Nummer sicher im Kühlschrank aufbewahren will, sollte sie in einer verschließbaren Kunststoffbox für Eier auf der mittleren Ebene aufbewahren.

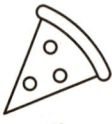

13

Fakten: Reste sind das Beste, was vom Feste übrig blieb. Leider werfen wir regelmäßig Reste in den Müll, statt sie weiterzuverwerten. Etwa 12 Prozent der Lebensmittel, die im Müll landen, sind Speisereste. Sei es die Pizzaecke oder einzelne Beilagen wie Reis oder Nudeln.
Lagerung: In jedem Fall ist bei allem, was bereits erhitzt wurde, das oberste Fach im Kühlschrank ausreichend, um Speisereste noch für ein oder zwei Tage aufzubewahren. Wenn es länger sein sollte, dann besser im Tiefkühlfach einfrieren.
Tipp: Mit den meisten Resten kann man noch schmackhafte Mahlzeiten zubereiten. Viele Rezepte gibt es bei der »Beste Reste«-App des Bundesministeriums für Ernährung und Landwirtschaft, Infos dazu und weitere Apps folgen weiter hinten im Buch!

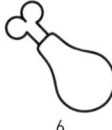

6

Fakten: Wichtig ist schon die Zeit, bevor das Lebensmittel in den Kühlschrank kommt. Es bringt nämlich auch nichts mehr, im Kühlschrank korrekt zu lagern, wenn die Einkaufstüte mit dem frischen Fisch oder Fleisch auf dem Rückweg vom Supermarkt nach Hause auf dem Beifahrersitz für eine halbe Stunde in der prallen Sonne lag. Dann gelangt das Lebensmittel schon mit einer möglicherweise gefährlich hohen Keimzahl in den Kühlschrank und kann dort noch Schlimmeres anrichten.
Lagerung: Deshalb sollten Fleisch und auch alle anderen frischen tierischen Lebensmittel wie Fisch oder Rohmilchkäse im Kühlschrank auf dem untersten Fach gelagert werden und nur so lange, wie es das Verbrauchsdatum empfiehlt. Dort herrscht die kälteste Temperatur, und somit können Keime im Zaum gehalten werden.
Tipp: Man sollte immer eine Kühltasche für alle gekühlten Lebensmittel mit zum Einkauf nehmen, ein Kühlakku ist im Sommer auch empfehlenswert.

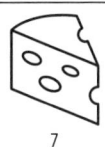

7

Fakten: Käse und Milchprodukte sind nicht ganz so sensibel wie Fleisch oder Fisch, können aber gerade bei Rohmilchprodukten auch noch Keime mit in den Kühlschrank bringen.
Lagerung: Deshalb sollten Käse und Milchprodukte auf der mittleren Ebene aufbewahrt werden. Bei Platzmangel kann Käse auch ins oberste Fach.
Tipp: Auch Käse und Milchprodukte sollten gut gekühlt vom Supermarkt in den Kühlschrank gelangen – also immer an die Kühltasche beim Einkaufen denken!

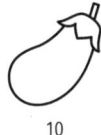

10

Fakten: Gemüse ist genauso wie Obst nicht immer »genussfertig« im Handel erhältlich. Genussfertig bedeutet, dass der optimale Reifegrad schon erreicht ist und das Lebensmittel in den nächsten ein oder zwei Tagen verzehrt werden sollte. Generell gilt: reifen bei Raumtemperatur, frisch halten im Gemüsefach. Salate und geschnittene Kräuter sind eine Ausnahme, sie dürfen nicht zu schnell austrocknen.
Lagerung: Deshalb sollte Gemüse direkt ins Gemüsefach, da die kühle Temperatur die Austrocknung verlangsamt. Zusätzlich können geschnittene Kräuter an den Stängeln noch in ein angefeuchtetes Baumwolltuch oder notfalls Küchenpapier eingewickelt werden. Salate sollten in einem Salatnetz aufbewahrt werden, nicht in Plastiktüten, da sich sonst Kondenswasser ansammelt und damit der Verderb sogar noch beschleunigt wird. Wer Kunststofftüten zum Lagern von Gemüse oder auch Obst im Kühlschrank nutzen will, nimmt am besten Kompostsäcke, die »EN 13432«-zertifiziert sind, sie beugen der Kondenswasserbildung vor.
Tipp: Wenn Sie mal zu viel Gemüse eingekauft haben, dann schnippeln Sie es klein und bewahren es im Gefrierfach auf. Es hält sich dort mehrere Wochen bis Monate und kann in kochendem Wasser in wenigen Minuten wie frisch zubereitet werden. Die Schnippelei haben Sie sich dann schon gespart und Lebensmittelverschwendung vermieden.

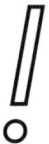

Getränke, Soßen und alles, was bereits erhitzt wurde, ist in der Kühlschranktür oder in der obersten Etage des Kühlschranks gut aufgehoben.

Regal

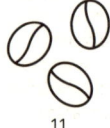

11

Fakten: Kaffee und Tee sind aufgrund ihrer Aromen und ätherischen Öle besonders empfindlich gegenüber Sauerstoff, Licht und Wärme.
Lagerung: Kaffee und auch Tee sollten immer trocken, lichtgeschützt und gegen höhere Raumtemperaturen isoliert gelagert werden. Sie müssen aber nicht in den Kühlschrank.
Tipp: Aludosen sind vom Material her am besten geeignet, um Kaffee und Tee zu lagern. Wenn sie auch noch luftdicht verschlossen werden können, umso besser. Eine Schale mit alten Kaffeebohnen kann übrigens im Kühlschrank unangenehme Gerüche neutralisieren.

5

Fakten: Wie Tee und Kaffee reagieren auch Öle und Essig empfindlich auf Licht, Wärme und Sauerstoff.
Lagerung: Damit zu viel Licht nicht den Geschmack und die wertvollen Aromen leiden lässt, darf es ruhig etwas dunkler sein. Es reicht bereits eine Regalstufe in Bodennähe. Wenn die Flaschen aus verdunkeltem Glas sind, ist auch ein Platz auf der Küchentheke in Ordnung, nur zu warm sollte es nicht werden.
Tipp: Je nachdem, wie viel Öl und Essig Sie im Alltag verwenden, kaufen Sie kleine oder große Flaschen. So bleibt die Qualität am besten erhalten, wenn Sie einfach regelmäßig nachkaufen, statt Öle und Essige lange zu lagern. (Rezepte für Kräuteröl oder Kräuteressig finden Sie im Anhang!)

Küchentheke

3

Fakten: Brot ist für viele Menschen ein Mysterium. Manche Brote bleiben tagelang knusprig frisch, andere sind morgens gekauft und abends schon altbacken. Das liegt natürlich maßgeblich an der Rezeptur. Doch auch die Lagerung macht einen Unterschied. Je mehr Luft an das Brot gelangt, desto mehr Feuchtigkeit wird ihm entzogen.
Lagerung: Deshalb sollten Sie es zunächst mal in der Brottüte lassen. Und um dann noch einen Schutzwall gegen die Luft zu errichten und auch zu viel Wärme zu vermeiden, legen Sie es in einen Brottopf, am besten aus Ton.
Tipp: Aludosen oder auch Kunststoffboxen sind ebenfalls geeignet, Hauptsache luftdicht und kühl gelagert.

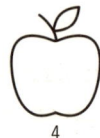

4

Fakten: Wussten Sie, dass Äpfel miteinander kommunizieren können? Die »geheime Sprache der Äpfel« könnte man sagen, denn sie verströmen ein Gas namens Ethylen, das sie gegenseitig reifen lässt. Und leider auch alles Obst um sie herum.
Lagerung: Deshalb ist es sinnvoll, Äpfel nicht in nächster Nähe zu anderem Obst zu lagern und zusätzlich auch noch möglichst weit oben, ob im Regal oder auf der Küchentheke. Ethylen ist leichter als Luft und steigt deshalb nach oben. Alles, was unterhalb der Äpfel liegt, bleibt deshalb frei von diesem Reifungshormon. Und auch im Kühlschrank wird die Bildung unterdrückt, weshalb sich Äpfel unter Kühlung sehr lange lagern lassen, aber wenig nachhaltig.
Tipp: Überreife Äpfel kann man einfach zu Apfelmus einkochen!

Fakten: Knollen, Wurzeln und Zwiebeln sind gut gegen Austrocknung geschützt. Es sollte allerdings auch nicht zu feucht sein, damit sie nicht schimmeln.
Lagerung: Zwiebeln, aber auch Knollengemüse wie Kartoffeln oder Knoblauch müssen deshalb nicht in den Kühlschrank, sondern können einfach bei Raumtemperatur und lichtarm aufbewahrt werden. Kartoffeln sollten lichtgeschützt verpackt sein oder aber hinter einer Schranktür liegen.
Tipp: Auch Knollen, Wurzeln und Zwiebeln lassen sich klein geschnippelt sehr gut auf Vorrat einfrieren.

8

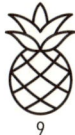

Fakten: Südfrüchte werden oft unreif nach Deutschland importiert. Ananas & Co. reifen daher bei Raumtemperatur noch nach, bis sie schön süß und aromatisch schmecken.
Lagerung: Deshalb können sie so lange außerhalb des Kühlschranks optimal aufgehoben werden, bis sie ein charakteristisches Aroma in der Küche verbreiten. Zu diesem Zeitpunkt sollte man sie essen oder für noch längere Aufbewahrung ins Gemüsefach des Kühlschranks legen.
Tipp: Alles andere Obst folgt dem gleichen Prinzip: reifen bei Raumtemperatur, frisch halten im Gemüsefach.

9

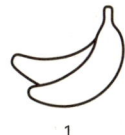

Fakten: Die Bananen sind immer so ein Thema, denn sie kommen halb gelb und halb grün in den Supermarkt und reifen dann erst nach. Und plötzlich bekommen sie schon dunkle Flecken und werden matschig.
Lagerung: Am besten lässt man sie in einer Obstschüssel in der Küche reifen. Aber lieber etwas im Halbdunkel, dann reifen sie nicht zu schnell.
Tipp: Reife Bananen können Sie auch im Kühlschrank auf der obersten oder mittleren Etage lagern, dort werden sie nicht matschig. Überreife Bananen lassen sich immer gut für einen Kuchen oder ein Obstmus mit Äpfeln oder Birnen verkochen.

1

Finde den kältesten Punkt

Keine graue Theorie kann es mit der eigenen Selbsterfahrung aufnehmen. Also, auf geht's! In diesem Kapitel begeben wir uns auf die Reise zu dem »kältesten Punkt«! Dafür müssen Sie sich aber nicht auf eine arktische Expedition vorbereiten, sondern nur in Ihre Küche gehen und den Kühlschrank öffnen. Zum »Aufwärmen« erzähle ich jedoch erst einmal, was es mit dem »kältesten Punkt« auf sich hat.

Im Dezember 1999 kam es in Frankreich zu einem Vorfall, der für das Innenleben der Kühlschränke ab diesem Zeitpunkt im wahrsten Sinne des Wortes einen Wendepunkt markierte. Damals hatten unbescholtene Verbraucher Rohmilchkäse gekauft, der allerdings mit dem Bakterium Listeria monocytogenes belastet war, das die üble und potenziell tödliche Krankheit Listeriose auslösen kann. Dieser Keim befindet sich in der Umwelt und gelangt vor allem durch mangelnde Hygiene auf Lebensmittel. Erhitzte Nahrungsmittel sind meist unbedenklich, weil die Listerien durch die Hitzebehandlung abgetötet werden. Käse aus pasteurisierter Milch ist daher kein Risiko. Ansonsten ist das Wachstum der Bakterien auch bei Temperaturen unter 4 °C gehemmt, sodass sie sich nicht auf eine gefährliche Anzahl vermehren können, die unser Immunsystem nicht mehr packen kann. In unseren Kühlschränken herrschen Temperaturen zwischen 2 und 10 °C, ab der mittleren Stufe liegen wir bereits über 4 °C.

Offensichtlich gelangte damals in Frankreich Rohmilchkäse mit einer bereits erhöhten Keimzahl in den Handel. Manche Kunden, die den Käse nicht bei der richtigen Temperatur im Kühlschrank lagerten, erkrankten in der Folge an Listeriose. Es kam bei ihnen zu Übelkeit, Erbrechen, Fieber und Muskelschmerzen. Im Extremfall kann die Listeriose in einer Blutvergiftung münden und wie gesagt zum Tode führen. Leider erreichte dieses Schicksal damals sieben Menschen, die den Käse falsch gelagert hatten. Wie konnte das passieren?

Die französische Lebensmittelüberwachung kam zu dem Urteil, dass der Ausbruch der Krankheit und damit auch die Todesopfer hätten verhindert werden können, wenn der Käse trotz erhöhter Keimzahl in der kältesten Zone des Kühlschranks gelagert worden wäre. Doch wo ist diese Zone? Viele Verbraucher wussten dazu einfach nicht Bescheid. Ich sagte ja schon, dass Betriebsanleitungen meistens nicht zur Lieblingslektüre zählen.

Damit also die französischen Verbraucher zukünftig nie mehr

vergessen, wo im Kühlschrank die niedrigste Temperatur herrscht, wurden 2004 alle Kühlschrankhersteller verpflichtet, Kühlschränke mit einer klar definierten 4-°C-Zone auszustatten. Und diese Maßgabe galt fortan nicht nur für französische Hersteller, sondern für alle, die Kühlschränke in Frankreich verkaufen wollten. Die Folge war, dass nun auch in vielen anderen Ländern Kühlschränke mit der »klar definierten« Kühlzone ausgestattet sind, da man sich nicht die Mühe und Unkosten machte, eigene Modellreihen für den französischen Markt zu entwickeln.

Damit das Ganze möglichst unauffällig für alle Nichtfranzosen bleibt, prägten die Hersteller ein denkbar unscheinbares Symbol in die Kühlschrankseitenwand ein: einen Pfeil mit einem Thermometer.

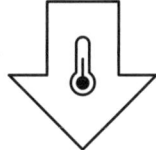

Dort ist der kälteste Punkt. Und dort sollten Sie immer frisches Fleisch, frischen Fisch und andere rohe tierische Lebensmittel lagern.

Gehen Sie auf Entdeckungsreise in Ihrem Kühlschrank und finden Sie den »kältesten Punkt« – entweder nach Gebrauchsanweisung oder, wenn vorhanden, diesem Symbol. Prägen Sie sich diesen Punkt ein und denken Sie an ihn, wenn Sie frischen Fisch, rohes Fleisch oder Rohmilchkäse in den Kühlschrank legen!

Jetzt drücken wir auf »Neustart«!

Jedes moderne Gerät hat ihn. Und selbst unser Körper und Geist sollten einen haben – einen »Reset«-Knopf. Was ist überhaupt der Sinn von einem Reset?

Das ist keine triviale Frage, denn oft bedeutet ein Reset (englisch *to reset* für »neu [ein]stellen, wieder einrichten«), dass sämtliche alten Informationen oder gespeicherten Bilder, Songs und Videos gelöscht werden, sodass Platz für Neues entsteht. Und noch etwas ist der Sinn eines Resets: Es entsteht nicht nur Platz fürs Neue, wenn wir unnötigen Ballast aussortieren, sondern der Reset schafft erst die Voraussetzungen dafür, dass wieder alles reibungslos funktioniert. Das gilt nicht nur für Computer, Smartphones, Kleiderschränke und Kellergewölbe, nein, das gilt auch für Kühlschrank, Speisekammer und die tägliche Ernährung.

In den nächsten Kapiteln werden wir gemeinsam in sechs Schritten Ihre persönliche Ernährungswende herbeiführen. Sie werden erkennen, was Ihre wahren Bedürfnisse beim Essen sind und wie Sie ihnen mit dem größtmöglichen Nutzen für Sie und Ihre Gesundheit nachkommen können. Sie werden sehen, warum Ihr Kühlschrank und Ihre Speisekammer bereits alle Voraussetzungen mitbringen, damit Sie einen der größten Einflussfaktoren für Ihr Wohlbefinden und Ihre Gesundheit zukünftig bestmöglich und nach Ihren individuellen Bedürfnissen gestalten können. Sie werden dabei ganz automatisch weniger Lebensmittel wegwerfen. Und Sie werden ganz nebenbei auch noch einen kleinen, aber wichtigen Beitrag für eine bessere Zukunft unseres Planeten leisten.

Wenn sich das für Sie nach einer guten Möglichkeit anhört, um Ihre Lebensqualität langfristig zu steigern, Ihren Körper zu stärken und den Geist zu entspannen, dann sind Sie auf dem richtigen Weg.

Machen Sie jetzt bewusst den nächsten Schritt! Auf dieser Seite geben Sie sich dazu sprichwörtlich das »Jawort« zu Ihrer persönlichen Ernährungswende. Nehmen Sie sich dazu ein paar ruhige Minuten ganz mit sich allein.

Das »Jawort« zu meiner Ernährungswende

Ja, ich will …
… den Planeten für die Zukunft erhalten.
… weniger Lebensmittel wegwerfen.
… bewusster einkaufen.
… bewusster essen.
… meinen Körper gesund halten.
… mehr Lebensqualität gewinnen!

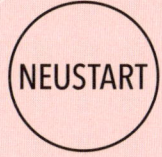

Dann legen Sie Ihren Zeigefinger auf diesen »Neustart«-Knopf, schließen die Augen, drücken eine Minute fest auf den Knopf und wiederholen Ihr »Jawort« in eigenen Worten.

Mit Kaizen in sechs Schritten zu Ihrer persönlichen Ernährungswende

Wir werden nun Schritt für Schritt gemeinsam in die Welt der Lebensmittel in Ihrem Kühlschrank und in Ihrer Speisekammer, in Ihren Regalen und Schränken eintauchen.

Das bedeutet, dass Sie in sechs Schritten Ihre ganz persönliche Ernährungswende vollziehen. Sie werden sehen, dass Sie mit dem »Magic Eating«-Konzept in der Auswahl Ihrer Lebensmittel sehr flexibel sind und es auch keine Rolle spielt, ob Sie in einem Single- oder einem Mehrpersonenhaushalt leben.

Es ist wie gesagt auch nicht entscheidend, ob Sie einer veganen, vegetarischen oder einer anderen Ernährungsweise außerhalb der Mischkost folgen. Denn das »Magic Eating«-Konzept vereint die japanische Kaizen-Philosophie, die »Veränderung zum Besseren«, mit unserem westlichen Lebensstil, wenngleich sie auf den ersten Blick recht unterschiedlich aussehen. »Kai« steht für »Veränderung« und »Zen« für »zum Besseren«. Wir können es aber auch mit »Veränderung zum Neuen« übersetzen, denn es geht um einen Neustart Ihres Ernährungssystems, der die Verbesserung ganz automatisch mit sich bringen wird.

Kaizen besteht aus fünf Kernelementen:

1. Seiri – Ordnung schaffen: Entferne alles nicht Notwendige aus deinem Arbeitsbereich!

   Im ersten Schritt führen wir daher ein Detox-Programm für Ihren Kühlschrank und für Ihre Speisekammer durch. Sie werden unnötigen Ballast los und schaffen Platz für Ihr neues Vital-Programm (ab Seite 39).

2. Seiton – Ordnungsliebe: Ordne die Dinge und bewahre sie an ihrem richtigen Platz auf!

   Wir erstellen gemeinsam Ihr persönliches Orientierungs- und Ernährungskonzept, das abwechslungsreich und vielseitig sein wird (ab Seite 55).

3. Seiso – Sauberkeit: Halte deine Umgebung sauber!

   Durch die bewusste Auswahl der Lebensmittel und die Prinzipien der Planeten-Ernährung leisten Sie Ihren Beitrag für Ihre wichtigsten Ressourcen: Körper, Geist und Umwelt (ab Seite 63).

4. Seiketsu – der persönliche Ordnungssinn: Mache Kaizen durch Festlegen von neuen Regeln zur Gewohnheit!

   Sie werden nicht nur erfahren, wie Sie zu neuen und besseren Gewohnheiten finden, sondern auch, wie Sie Ihre Zukunft am besten planen und damit Woche für Woche das ganze Jahr über einen bewussteren Umgang mit Lebensmitteln, mit Ihrer Ernährung und nicht zuletzt mit Ihrem Körper pflegen (ab Seite 84).

5. Shitsuke – Disziplin: Mache Sauberkeit und Ordnung in deiner Umgebung zu deinem persönlichen Anliegen!

   Sie werden Ihr neues Orientierungs- und Ernährungskonzept zu

Ihrem persönlichen Anliegen machen, sodass Sie dauerhaft dabeibleiben können (ab Seite 135).

In sechs Schritte übersetzt, bedeutet das:

1. *Erster Schritt:* Tiefgreifende Einsichten sind garantiert, denn meist sind wir im Alltag einer gewohnten Routine unterworfen, die kaum Zeit zur Reflexion lässt. Wir funktionieren einfach nach eingespurten Gewohnheiten, doch damit ist jetzt Schluss. Sie werden erkennen, was Sie wirklich brauchen und auf was Sie verzichten können oder sogar möchten!

2. *Zweiter Schritt:* Ihr neues Orientierungssystem wird so einzigartig, wie Sie es auch selbst sind, denn kein Mensch gleicht dem anderen. Nur eins ist sicher: Essen müssen wir immer. Umso wichtiger ist es, dass Sie den Impuls dieser Minuten nutzen, in denen Sie dieses Buch lesen. Erinnern Sie sich an das Kennedy-Zitat am Anfang des Buches: »Wann, wenn nicht jetzt?«

3. *Dritter Schritt:* Wir sollten unsere »Umgebung«, unsere innere und äußere Welt, sauber halten. Wir haben es selbst in der Hand, auch im Bereich der Ernährung nicht nur für uns selbst etwas zu tun, sondern auch für den Planeten, auf dem noch viele weitere Generationen nach uns leben sollen. Viele Menschen stehen aber vor der Herausforderung, dass überhaupt nicht klar ist, wie das funktionieren soll. Muss man vegan leben oder mindestens vegetarisch? Darf man überhaupt noch tierische Lebensmittel essen oder eine Banane, die von weit her transportiert wurde? In diesem Buch richten wir uns nach der Planeten-Ernährung, die eine gesunde und nachhaltige Ernährung möglich macht. Wir werden noch mal im Detail darauf zurückkommen.

4. *Vierter Schritt:* Wir dürfen uns nichts vormachen. Wir sind

Gewohnheitstiere und bleiben Gewohnheitstiere. Wie schon in meinem Buch *Die Ich-Ernährung* beschrieben, bin ich nach wie vor davon überzeugt, dass unsere Gewohnheiten dennoch der Schlüssel zu mehr Gesundheit, Wohlbefinden und einer frohen Zukunft sind. Das funktioniert ganz einfach, wenn wir neue Handlungsweisen und neue Routinen entwickeln. Dazu müssen wir uns ein paar eigene Regeln erstellen, die individuell im Alltag funktionieren können. Das Schöne an Regeln ist bekanntlich auch: Jede Regel wird durch Ausnahmen bestätigt!

5. *Fünfter Schritt:* Umso wichtiger ist es, dass Sie im nächsten Schritt Wege und Möglichkeiten kennenlernen, damit Sie auch in den Zeiten des Alltags Ihre neuen Handlungsweisen und Routinen beibehalten, wenn Sie nicht allein entscheiden können und wollen, was in den Kühlschrank und auf den Tisch kommt. Familie, Partner, Kollegen und gesellige Runden bieten oft genügend Anreize, um den eingeschlagenen Pfad voreilig wieder zu verlassen. Doch das muss nicht sein, und mit ein paar Kniffen werden Sie diese Klippen umschiffen, ohne dass Ihre Motivation dabei Schiffbruch erleidet. Sie sind es sich wert!

6. *Sechster Schritt:* Und was macht man, wenn doch einmal alles schiefläuft und das Kleinhirn ständig SOS funkt? Zu lange gearbeitet, die Kinder zu spät abgeholt oder einfach auch mal keine Lust aufs Kochen? Das alles ist normal, und es gibt genügend Möglichkeiten vorzubeugen, damit man nicht in die alten Gewohnheiten und Routinen verfällt. Die größte Herausforderung ist es meistens, überhaupt anzufangen.

Den »Neustart-Knopf« haben Sie aber zum Glück schon gedrückt, Ihre innere Ernährungswende hat bereits begonnen, wenn Sie diese Zeilen lesen. Legen wir also los!

Die zwei Wege zum neuen Verhalten:
Gut merken und sich immer wieder daran erinnern!

Durch zwei Werkzeuge können wir unser Verhalten nachhaltig ändern:

1. durch Veränderung der Umstände in unserer Umgebung und
2. durch einen konkreten Plan.

Beides werden wir uns zunutze machen. Laut Studien aus der Verhaltensforschung dauert es gut zwei Monate, bis wir ein neues Verhalten derart verinnerlicht haben, dass wir es automatisch befolgen. Was wir nun in den folgenden sechs Schritten umsetzen werden, können Sie übrigens auf jedes beliebige Alltagsverhalten anwenden, wenn Sie die Umstände so anpassen, dass sie dem gewünschten Verhalten nicht mehr im Wege stehen, und dieses Verhalten nach einem gut überlegten Plan konsequent einstudieren.

Wir werden nun also zunächst die Umstände in Ihrem Kühlschrank und Ihrer Speisekammer neu organisieren. Ist die Umgebung erst mal auf Ihr neues Verhalten ausgerichtet, werden wir einen konkreten Plan entwerfen, der für Sie perfekt dazu passt. Wenn beides ineinandergreift wie zwei Puzzleteile, haben Sie es so gut wie geschafft!

Seiri – Detox für Kühlschrank und Speisekammer: Worauf Sie verzichten können

Der Modedesigner Giorgio Armani sagte einmal: »Auf alles Überflüssige zu verzichten, ist ein erster Schritt zur Ausgeglichenheit.« Solche oder ähnliche Zitate gibt es zugegebenermaßen von vielen bekannten Persönlichkeiten. Warum also hier ein Modedesigner?

Denken Sie einmal an Ihren Kleiderschrank. Wir haben in der Regel um die 95 Kleiderstücke in unseren Schränken, vor gut hundert Jahren waren es bei Männern noch 41 und bei Frauen 24. Sicher kennen Sie die Situation, wenn bei Ihnen das Gefühl aufkommt, dass es mal wieder Zeit wäre, Platz für Neues zu schaffen.

Gleichzeitig ist das wohl auch eine der unbeliebtesten Aufgaben, denn wir trennen uns ungern von Dingen, die wir oft gebrauchen oder von denen wir zumindest meinen, dass wir sie oft gebrauchen. Und erst recht nicht von Dingen, die wir irgendwie lieb gewonnen haben. Deshalb gibt es bei Kleiderschränken ein unschlagbares System, um den Überblick zu behalten und sowieso einen Kollaps im Kleiderschrank zu vermeiden. Das System lautet: »First in – first out.« Das bedeutet einfach, wenn was Neues reinkommt, dann geht etwas Altes raus. Das funktioniert ebenso hervorragend mit Lebensmitteln. (Siehe auch den Abschnitt »Capsule-Kühlschrank und -Speisekammer« am Ende des Buches.)

Zuerst geht es nun darum, Platz zu schaffen. Genauso, wie wir nicht auf Qualität, Stil und guten Geschmack bei Kleidung verzichten können und wollen, ist das auch bei Lebensmitteln der Fall.

Lebensmittel folgen genau wie Kleider bestimmten Trends und Moden. Nur nutzen wir sie deutlich schneller und kaufen auch schneller neue Lebensmittel nach. Trotzdem suchen wir sie oftmals einfach nach Lust und Laune aus, ohne genau zu wissen, was wir eigentlich brauchen.

Und auch hier sind unsere Kleider wieder ein perfekter Vergleich, wenn es um unsere Auswahlkriterien geht. Wann haben Sie damit begonnen, die Waschanweisungen Ihrer Kleidungsstücke genau zu inspizieren? Und wann haben Sie sich Gedanken um Stoffe und Materialien gemacht oder darüber, welche Funktionen diese erfüllen sollen? Meistens lernt jeder aus Erfahrung, wenn das Lieblingsshirt eingelaufen aus der Waschmaschine kommt.

Kleideretiketten sind zunächst ähnlich beliebt wie die Gebrauchsanleitung Ihres Kühlschranks. Meistens greifen wir auf solche Informationen erst zurück, wenn etwas nicht funktioniert. Doch ebenso wie wir schon spielerisch die richtige Lagerung von Lebensmitteln im Kühlschrank verinnerlicht haben, können wir viel über unsere Lebensmittel lernen, wenn wir uns mit ihrer »Gebrauchsanweisung« befassen. Und genauso wie Sie Ihren Kleiderschrank erst einmal ausräumen und jedes Kleidungsstück in die Hand nehmen oder anprobieren, ist es sinnvoll, sich die einzelnen Lebensmittel vorzunehmen, die tief im Verborgenen des Kühlschranks oder der Speisekammer schlummern. Und sie dann auch konsequent auszusortieren, wenn das Ablaufdatum schon länger überschritten ist. Dabei kann es nicht schaden, sich einmal die Gebrauchsanweisung für Lebensmittel anzuschauen.

Die »Gebrauchsanweisung« für Lebensmittel

Ja, Sie lesen richtig, es gibt tatsächlich eine »Gebrauchsanweisung« für Lebensmittel. Sie haben sie auch schon oft gesehen, aber vielleicht nicht wirklich auf sie geachtet, denn es handelt sich wie bei allen Gebrauchsanweisungen nicht unbedingt um die unterhaltsamste Lektüre. Und wie schafft man es, sich doch mit so etwas wie einer Gebrauchsanweisung zu beschäftigen?

Genau: mit einem kleinen Spiel. Legen Sie im Folgenden einfach jedes Lebensmittel in den passenden Einkaufskorb, indem Sie die jeweilige Zahl in das freie Kästchen schreiben.

Die Aufgabe lautet dabei: Schätzen Sie, wie viel Energie in den einzelnen Lebensmitteln steckt. Wenn Sie die Kalorien auf gleich große Portionen des jeweiligen Lebensmittels schätzen, zum Beispiel etwa 100 Gramm, dann können Sie den Energiegehalt verschiedener Lebensmittel besser vergleichen. Sie können dabei intuitiv vorgehen oder natürlich auch in Lebensmitteltabellen nachsehen. Letzteres habe ich allerdings schon für Sie erledigt, und die Auflösung gibt es dann eine Seite weiter. Deshalb vertrauen Sie einfach ganz auf Ihr Bauchgefühl. Sie können keine Fehler machen, nur dazulernen.

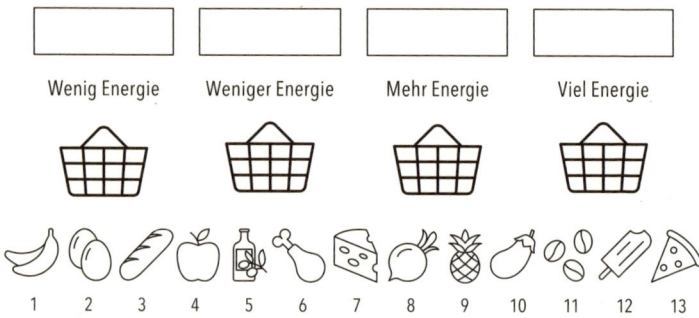

Wie ist es gelaufen? Ich bin mir sicher, in der folgenden Auflösung werden Sie die ein oder andere Überraschung sehen. Vielleicht denken Sie sogar: »Was, Pizza und Eis weiterhin essen? Das kann nicht sein!«

Das wäre nur allzu verständlich, denn in den Diskussionen über die »gesunde Ernährung« sind es immer genau solche Lebensmittel, die als erstes unter Generalverdacht für zu viele Kilos auf den Hüften stehen. Aber wussten Sie, dass in Europa ausgerechnet in Italien die wenigsten übergewichtigen Menschen leben? Deshalb lassen Sie mich Ihnen kurz das Prinzip erklären, nachdem Sie sich die Auflösung nochmals genau angesehen haben.

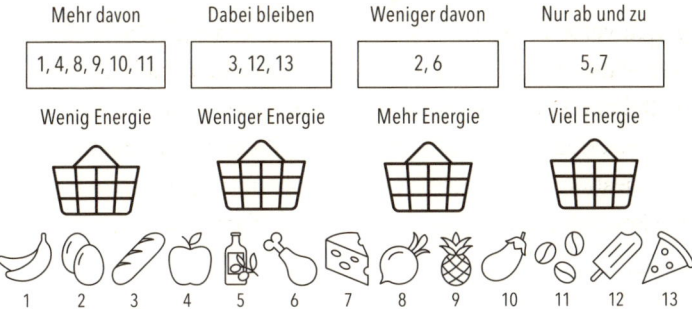

Das Prinzip der Energiedichte

Sie haben sicher jedes Lebensmittel nach bestem Wissen und Gewissen bewertet und dann in den jeweiligen Korb gesteckt, allerdings ist das mit der Energie in Lebensmitteln so eine Sache. Ob wir zu viel Energie aufnehmen oder nicht und dann zusätzliche Kilos auf den Hüften lagern, hängt nämlich von zwei Faktoren ab:

- Wie viel Energie steckt in einem Lebensmittel?
- Wie viel essen wir von diesem Lebensmittel?

Erinnern Sie sich an unsere Beispiele (schauen Sie ruhig noch mal auf Seite 22), wie oft Sie Ihren kompletten Magen mit 2000 Kilokalorien eines bestimmten Lebensmittels füllen können?

Sie können mit einer kleinen Portion Schokolade daher viel Energie aufnehmen, aber werden aufgrund der kleinen Menge wenig und nur kurz satt. Sie können jedoch mit einer doppelt oder dreifach so großen Portion Gemüse sehr wenig Energie aufnehmen, werden aufgrund der großen Menge aber schneller und länger satt. Ich erkläre Ihnen gerne genauer, warum.

Jedes Lebensmittel enthält in seiner Urform eine bestimmte

Kombination von Nährstoffen. Dazu zählen Kohlenhydrate, Fette und Proteine sowie Vitamine, Mineralstoffe und Spurenelemente. In pflanzlichen Lebensmitteln sind außerdem auch noch Ballaststoffe enthalten, die für unsere Verdauung eine wichtige Rolle spielen können, sowie ein hoher Wassergehalt, der ebenfalls wichtig für die Energiedichte ist. Pro Portion sinkt dadurch der Energiegehalt von Gemüse beträchtlich, und wir können größere Mengen davon essen, ohne dass wir zu viel Energie aufnehmen – einfach deshalb, weil Wasser und Ballaststoffe keine Kalorien enthalten.

Hinweis

Eine Übersicht, welche wichtigen Vitamine, Mineralien und Spurenelemente in welchen Lebensmitteln drinstecken und wofür diese dann gut sind, finden Sie in der Übersichtstabelle im Anhang des Buches (siehe Seite 159).

Bei der Energiedichte kommt es aber vor allem auf den Gehalt an Fett und Kohlenhydraten an, auf die wir uns hier konzentrieren. Der Gehalt an Proteinen spielt für die Energiedichte weniger eine Rolle, denn Proteine werden nur für den Energiebedarf des Körpers genutzt, wenn wir im Hungerzustand sind. Sie können aber wie Ballaststoffe als »Füllstoff« sehr dienlich sein.

Fett und Kohlenhydrate sind in den meisten naturbelassenen Lebensmitteln in einem natürlichen Mengenverhältnis enthalten, so viel wissen wir schon. Durch die Verarbeitung der Lebensmittel werden sie aus ihrer Urform in die Fertigprodukte überführt, die wir aus dem Supermarktregal kennen. Das ist nicht weiter schlimm, wenn wir die Gebrauchsanweisung für diese hochverarbeiteten Lebensmittel kennen.

Doch auch Lebensmittel in ihrer Urform können natürlich mehr Zucker enthalten als andere, zum Beispiel Obst. Oder auch mehr Fett, zum Beispiel Ölsaaten wie Sonnenblumenkerne oder Oliven. Mit dem ein oder anderen Lebensmittel, egal ob in seiner Ur- oder in verarbeiteter Form, ist es also möglich, zu viel Energie aufzunehmen. Der einfachste Weg, das zu vermeiden, ist eine ausgewogene Ernährung, in der jedes Lebensmittel entsprechend seinen besten Eigenschaften zum Zug kommt.

Wie viel Sie von jedem einzelnen Lebensmittel dann essen können, entscheiden Sie einfach anhand der Energiedichte, wie Sie es bei den Einkaufskörben in unserem Spiel schon intuitiv getan haben.

Doch ein paar Aspekte zu den einzelnen Einkaufskörben sollen Sie noch wissen, denn wie gesagt, sicherlich war die ein oder andere Überraschung für Sie dabei, und dafür gibt es auf den folgenden Seiten eine Erklärung.

- »Mehr davon«-Einkaufskorb: In diesem Einkaufskorb sind alle Lebensmittel gelandet, die nicht mehr Kalorien enthalten als 150 Kilokalorien pro 100 Gramm. Das sind vor allem Gemüse- und Obstsorten. Im Durchschnitt haben Sie eine sehr gute Chance, dass Sie mit Obst und Gemüse wenig Energie aufnehmen und dennoch viele wertvolle Nährstoffe. Deshalb sollten beide Lebensmittelgruppen täglich gegessen werden und einen festen Platz in der Küche haben. Natürlich gibt es auch

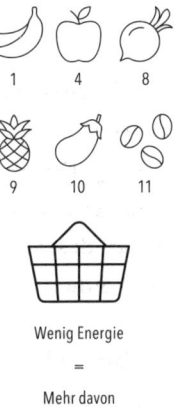

Wenig Energie
=
Mehr davon

Sorten, die über dieser Grenze liegen, wie zum Beispiel eine Avocado mit 221 Kilokalorien pro 100 Gramm, doch das ist die Ausnahme. Greifen Sie bei Gemüse und Obst also bedenkenlos zu.

- »*Dabei bleiben*«-*Einkaufskorb:* In diesem Einkaufskorb liegen alle Lebensmittel mit einem Kaloriengehalt von nicht mehr als 250 Kilokalorien pro 100 Gramm. Hier finden Sie vor allem Trinkmilch (oder auch Milchalternativen auf Pflanzenbasis) sowie daraus hergestellte Milcherzeugnisse wie Joghurt oder Quark, aber keinen Käse (den finden Sie im nächsten Korb). Auch Brot haben wir in diesen Korb gelegt, denn mit 238 Kilokalorien pro 100 Gramm ist ein normales Weizenbrot keine Kalorienbombe, wenn Sie es bei ein oder zwei Scheiben belassen. Außerdem würden auch noch Schalentiere wie Garnelen in den »Dabei bleiben«-Einkaufskorb wandern. Doch zu Ihrer Überraschung finden Sie dort auch Eis und Pizza, wie kann das sein? Hier kommen wir auf einen wichtigen Aspekt des Energiedichte-Prinzips. Steht dort eine Anzahl von nicht mehr als 150 bis 250 Kilokalorien pro 100 Gramm in der Nährwerttabelle, dann können Sie sich ohne schlechtes Gewissen auch mal ein Eis gönnen, darüber sollten Sie es zur Ausnahme machen. Das gleiche Prinzip gilt auch für Pizza, die es aber bekanntlich in unendlich vielen Varianten gibt.

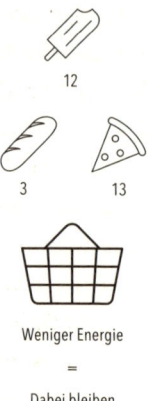

12

3   13

Weniger Energie

=

Dabei bleiben

Achtung: Andere Getreide und Getreideprodukte, die im Durchschnitt auf über 400 Kilokalorien pro 100 Gramm kommen können, legen wir übrigens mit Ausnahme von Brot in den letzten Einkaufskorb, denn oft sind sie mit Zuckerguss, Schokolade oder anderen Kalorienspendern »belegt«, was die Energiedichte natürlich deutlich erhöht!

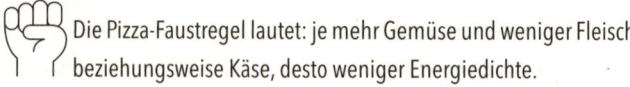

Die Pizza-Faustregel lautet: je mehr Gemüse und weniger Fleisch beziehungsweise Käse, desto weniger Energiedichte.

- *»Weniger davon«-Einkaufskorb:* In diesem Einkaufskorb finden Sie Lebensmittel, die bis zu 400 Kilokalorien pro 100 Gramm enthalten. Dazu zählen Fleisch, Fisch sowie Eier. Im Mittelwert liegen Fleisch und Fleischprodukte bei rund 330 Kilokalorien pro 100 Gramm, und somit ist es völlig in Ordnung, wenn Sie diese Produkte nicht täglich, aber an manchen Tagen in der Woche essen oder nur kleine Portionen täglich. Die Dosis macht hier den Unterschied. Gleiches gilt auch für Fische und deren verarbeitete Produkte.

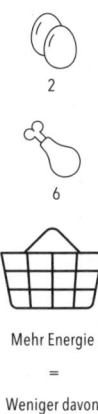

2

6

Mehr Energie

=

Weniger davon

Hinweis: Der Energiegehalt von Fleisch und Fisch in unverarbeiteter Form kann dennoch deutlich schwanken. Ein mageres Rinderfilet hat so wenig Kalorien pro 100 Gramm, dass es in den »Mehr davon«-Einkaufskorb wandern könnte, während Schweinespeck sogar in den »Nur ab und zu«-Korb gehörte. Sie machen aber alles richtig, wenn Sie Ihren Fleischkonsum insgesamt nach der Planeten-Ernährung ausrichten und es bei 300 bis 600 Gramm pro Woche belassen.

- *»Nur ab und zu oder in kleinen Mengen«-Einkaufskorb:* In diesem Einkaufskorb liegen alle Lebensmittel, die mehr als 400 Kilokalorien pro 100 Gramm enthalten. Das sind zum Beispiel Süßigkeiten, Konfitüren, Honig und generell alle stark zuckerhaltigen Lebensmittel. In diesem Korb liegen aber auch Lebensmittel wie Wurst, Käse, Getreideprodukte (zum Beispiel Frühstückscerealien, Kuchen, Croissants), Fette und Öle sowie Nüsse und Samen (zum Beispiel Sonnenblumenkerne,

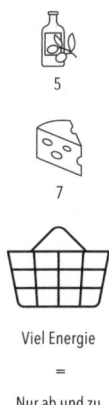

5

7

Viel Energie

=

Nur ab und zu

Leinsamen, Kürbiskerne). Das liegt daran, dass viele dieser Produkte während ihrer Verarbeitung Zutaten wie Fett oder Zucker zugesetzt bekommen, was ihre Energiedichte natürlich steigert – zum Beispiel Zucker bei Konfitüren oder Fett in der Wurst und Butter im Kuchen. Oder es wurden umgekehrt Inhaltsstoffe wie Wasser oder Ballaststoffe entzogen, sodass mehr Fett oder Kohlenhydrate übrig blieben. Das wäre bei Ölen oder auch Käse der Fall, deshalb sind auch hier kleine Mengen sinnvoll. Nüsse und Samen enthalten dagegen natürlicherweise viel Fett und können die Nahrung zwar täglich ergänzen, aber nur in kleinen Mengen.

Fazit

Gerade weil viele Lebensmittel so gehaltvoll an Energie sind und oftmals erst durch entsprechende Verarbeitung überhaupt länger haltbar werden als in ihrer Urform, haben sie einen so hohen Stellenwert für uns bekommen. Vor der Zeit der Lebensmittelverarbeitung konnten rohe tierische und pflanzliche Lebensmittel nur bedingt gegessen werden, weil sie entweder schnell verdarben oder unsere Verdauung strapaziert hätten.

Doch heute können wir auf die ganze Vielfalt aller Lebensmittel zugreifen und müssen zum Glück nicht mehr um jede Kalorie kämpfen.

Genau das Gegenteil ist der Fall: Wir können uns Kalorien sparen, wenn wir vor allem aus den ersten beiden Einkaufskörben essen und bei den beiden letzten nur sehr bewusst zugreifen.

Und wissenswert: Im Durchschnitt essen wir pro Tag in den Industrieländern täglich 500 bis 1000 Kilokalorien zu viel. Das Resultat sind Übergewicht und Fettleibigkeit. Da wir diese Kalorien eigentlich nicht brauchen, ihre Herstellung aber natürliche Ressourcen verbraucht und die Umwelt belastet, schonen wir mit einer bewussteren Energieaufnahme auch gleichzeitig die Umwelt!

Raus mit dem Ballast!

Nun gehen wir ans Eingemachte! Der erste Schritt ist zwar meist der schwierigste, aber auch oft der wichtigste! Jetzt beginnen wir mit dem Aussortieren, und das kostet immer eine kleine Überwindung. Doch die wird sich lohnen!

Zusätzlich kennen Sie nun die Gebrauchsanweisung für Ihre Lebensmittel. Auch wenn wir uns noch sehr viel und sehr lange über Vitamine und dergleichen unterhalten können, reicht die grobe Orientierung an der Energiedichte erst mal vollkommen aus, um nach dem ersten Aussortieren auch noch die Lebensmittel in die »Mehr davon«- oder »Weniger davon«-Körbe aufzuteilen.

Damit wir später mit möglichst wenig Aufwand eine dauerhafte Ordnung in unserem Ernährungssystem, bestehend aus Kühlschrank, Speisekammer beziehungsweise Schränken und Regalen, herstellen können, nutzen wir bereits das Sortieren und Aussortieren der vorhandenen Lebensmittel, um hinterher alles an den richtigen Platz zu schaffen. Grob können wir uns ganz einfach an den folgenden zwölf Lebensmittelgruppen orientieren:

1. Eier und Eiprodukte,
2. Fette und Öle,
3. Fisch und Fischprodukte,
4. Fleisch und Fleischprodukte,
5. Gemüse/Kartoffeln,
6. Getränke,
7. Getreide und Getreideprodukte,
8. Hülsenfrüchte,
9. Konfitüren, Gelees, Honig, Zucker, Süßwaren,
10. Milch und Milchprodukte/Käse,
11. Nüsse und Samen,
12. Obst.

Gleich gehen wir Schritt für Schritt jedes Ihrer Lebensmittel durch. Zuvor werfen wir aber einen kurzen Blick in die Küche.

In unserer im Folgenden dargestellten Modellküche können Sie schon einmal sehen, welche Lebensmittelgruppe wo in der Küche hingehört, sodass sie optimal gelagert ist und Sie immer schnell einen Überblick haben, was Sie noch im Haus haben und wie viel Sie von einem Lebensmittel nachkaufen sollten.

Info-Box: Was mache ich mit abgelaufenen Lebensmitteln?

Oftmals ist auch auf Lebensmitteln, die sehr lange haltbar sind, ein Mindesthaltbarkeitsdatum (MHD) aufgedruckt, weil das durch die Lebensmittelkennzeichnungsverordnung so vorgeschrieben ist. Die Tafel Deutschland hat zusammengestellt, wie lange manche Lebensmittel über das MHD hinaus noch haltbar sind:

- *Marmelade, Honig und Konserven:* ein halbes bis ein ganzes Jahr
- *Nüsse, Müsli, Getreideflocken:* ein bis zwei Monate
- *Eier, Käse, Butter, Milchprodukte:* drei Wochen
- *Brot und frische Milch:* bis zwei Tage

Sie können immer erst schauen, ob etwas verdächtig nach Verderb aussieht, dann gegebenenfalls riechen und schmecken!

Welches Lebensmittel zu welcher Lebensmittelgruppe gehört, ist manchmal gar nicht so einfach zu sagen. Daher folgen an dieser Stelle ein paar Beispiele:

- *Haferflocken und Müsli:* Ganz klar, Haferflocken gehören zu den Getreideprodukten, aber was ist mit dem Müsli? Auch wenn im Müsli noch Nüsse und Rosinen drin sind, so sind

Haferflocken der Hauptbestandteil; ein Müsli lässt sich also den Getreideprodukten zuordnen.

- *Mais, Couscous und Polenta:* Mais ist ebenfalls ein Getreide, auch wenn er in der Konserve ist. Couscous besteht aus Weizen, also Getreide. Und Polenta? Die wird aus Mais hergestellt, somit gehört sie zum Getreide.
- *Soja-Flocken, Linsen und Bohnen:* Soja ist eine Hülsenfrucht. Auch die Flocken gehören also in diese Kategorie. Linsen und Bohnen sind auch Hülsenfrüchte. Erbsen in der Dose ebenfalls.
- *Mandelmehl, Kokosmehl und Weizenmehl:* Hier kommt es ein bisschen darauf an. Mandeln und Kokosnüsse sind natürlich den Nüssen und Samen zuzuordnen. Sie gehören als Mehl also auch an diese Stelle, während Weizenmehl zum Getreide gehört. Wenn Sie allerdings eine Kiste nur mit Mehlen zum Backen haben, können Sie sich auch so orientieren.

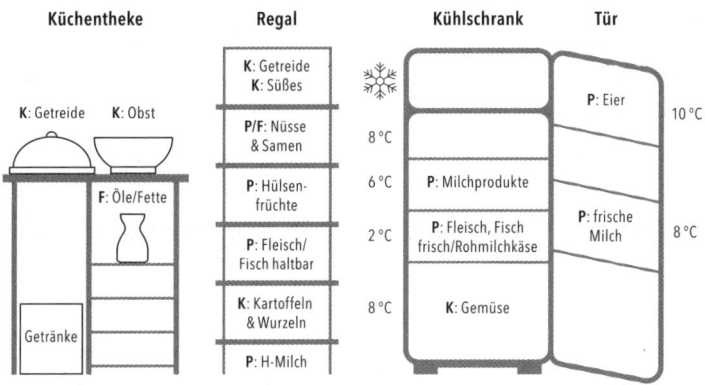

Ordnung in der Küche nach der FKP-Methode

Nun fangen wir an. Schauen Sie mal nach, was Sie an den jeweiligen Plätzen in Ihrer Küche so vorfinden und gegebenenfalls aussortieren können. Beginnen Sie mit den Eiern und

Eiprodukten als leichte Übung, und auf gleiche Weise arbeiten wir uns dann weiter durch alle Lebensmittelgruppen:

1. Unterteilen Sie ein Blattpapier auf Vorder- und Rückseite in Spalten für die genannten 12 Lebensmittelgruppen (siehe auch Tipp: Checkliste der Lebensmittel), gehen Sie systematisch jeden Schrank und Kühlschrank durch und ordnen Sie jedes Lebensmittel einer Lebensmittelgruppe zu.
2. Überprüfen Sie bei den verpackten Lebensmitteln auch kurz das Mindesthaltbarkeitsdatum. Wenn das Datum abgelaufen ist, dann sammeln Sie die Lebensmittel in einem Korb.
3. Bei verdächtigen Lebensmitteln machen Sie wie gesagt erst eine Sichtprobe – auf Spinnweben, kleine Tierchen oder Schimmel –, dann erst riechen und im letzten Fall schmecken, ob das Lebensmittel noch genießbar ist.

Tipp: Energiedichte beachten!

Wenn Sie schon dabei sind, Ihre Lebensmittel zu sichten, dann werfen Sie einen Blick auf die Energiedichte! Hinter den Energiebomben (mehr als 250 Kilokalorien pro 100 Gramm), deren Konsum und Vorrat Sie eventuell reduzieren möchten, können Sie in Ihrer Checkliste ein dickes Ausrufezeichen machen. Der Wert für die Energiedichte (Brennwert) steht in der Nährwerttabelle verpackter Lebensmittel immer ganz oben oder in der Tabelle im Anhang ab Seite 165. Für einzelne Produkte bestimmter Hersteller können Sie auch die Datenbank https://de.openfoodfacts.org/ nutzen.

Nährwerte je 100 g	JE 100 g
Brennwert	1344 kJ 320 kcal
Fett	5,5 g
Davon gesättigte Fettsäuren	1,5 g
Kohlenhydrate	60,1 g
Davon Zucker	26,3 g
Eiweiss	7,6 g
Salz	0,07 g

Tipp: Checkliste der Lebensmittel

Sie können nun Ihre Lebensmittel, wie vorgeschlagen, nach den zwölf Lebensmittelgruppen sortieren. Sie können aber auch vollkommen andere Kategorien bilden, die für Sie in der Praxis eine gute Orientierung bieten. Und wenn Sie lieber eine alphabetisch sortierte Checkliste haben wollen, finden Sie diese im Anhang des Buches (ab Seite 165), wo auch noch die offiziellen Nährwerte sowie die Kaloriendichte von über 350 Lebensmitteln zu finden sind.

Fazit: Auf was können Sie verzichten?

Wie ist es Ihnen gegangen? Haben Sie Lebensmittel entdeckt, die schon längst in Vergessenheit geraten sind? Haben Sie wahre Kalorienbomben ausfindig gemacht, von denen Sie bisher gar nichts wussten?
Nun, wie heißt es bei Lessing? »Kein Mensch muss müssen.« Und auch nach diesem ersten Schritt müssen Sie nicht Lebensmittel entsorgen, nur weil ihr Haltbarkeitsdatum abgelaufen ist (schauen Sie lieber in die App »Zu gut für die Tonne«). Sie müssen auch keine Lebensmittel auf die Verbotsliste setzen, die eine hohe Energiedichte haben. Was Sie aber nun definitiv haben, ist ein besserer Überblick über den Status Ihres Vorratslagers und über die Lebensmittel, die Sie regelmäßig konsumieren. Damit ist auch der erste Schritt zur Bewusstseinsbildung erfolgt, denn Ihr Wissen kann Ihnen niemand mehr nehmen. Jetzt sollten Sie es im nächsten Schritt der »Veränderung zum Neuen« einfach anwenden, indem Sie eine neue Ordnung schaffen und neue Handlungsweisen einstudieren.
Dieses »Detox-Programm« und ersten Schritt von Magic Eating können und sollten Sie regelmäßig mindestens einmal im Jahr oder besser sogar halbjährlich durchführen. So bleiben Sie am Ball!

Teilen Sie Ihren Erfolg!

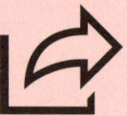

Sie haben der ersten Schritt gemacht:
Kühlschrank, Regale oder Speisekammer
sind in bester Ordnung?

Machen Sie einen Schnappschuss und inspirieren
Sie andere Menschen mit Ihrem Erfolg!

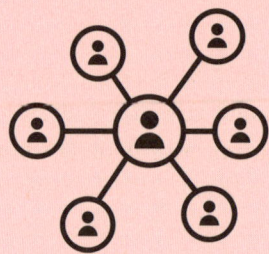

Teilen Sie Ihren Erfolg mit Ihren persönlichen
Erfahrungs-Tipps auf sämtlichen Social Media-Kanälen,
indem Sie diesen Hashtag nutzen:

#magiceating

Seiton – Ein vielseitiges und abwechslungsreiches Ernährungskonzept erstellen

Was bisher geschah

Den ersten Schritt haben Sie geschafft! Was haben wir bisher gemeinsam erreicht? Halten wir uns den Zwischenstand einmal kurz vor Augen:

- Sie haben eine Übersichtsliste mit allen Lebensmitteln, die Sie aktuell im Kühlschrank, Speisekammer, Regalen und Schränken haben.
- Sie haben einen Überblick, von was Sie zukünftig weniger essen wollen oder können, aber wichtig: nicht komplett verzichten müssen!
- Sie haben einen Überblick, der Ihnen zeigt, wie viel Energie in Ihren Lebensmitteln steckt.

Nun wollen wir uns mit dem zweiten großen Schritt der »Veränderung zum Neuen« zuwenden, dem »Seiton« im Kaizen-Prozess. Es geht darum, eine neue Ordnung zu schaffen und diese Ordnung beizubehalten. Was unsere Ernährung betrifft und Lebensmittel im Allgemeinen, können wir uns nun die Prinzipien der schon erwähnten Planeten-Ernährung zunutze machen. Und natürlich unsere Erkenntnisse aus dem ersten Schritt des Kaizen.

Die Planeten-Ernährung

Es ist keine Neuigkeit, dass wir durch unseren Lebensstil eine riesige Menge an natürlichen Ressourcen verbrauchen. Das gilt nicht nur für die Ernährung, sondern natürlich für alles, was wir im Alltag konsumieren. Die Ernährung hat allerdings einen besonderen Stellenwert, denn es handelt sich um organisches biologisches Material. Unsere Lebensmittel entstehen aus anderen Lebewesen, seien es Pflanzen oder Tiere. Diese Lebewesen ernähren sich selbst von Nahrungsquellen in ihrer Umwelt oder eben durch Dünger und Futtermittel. Letztlich entstehen unsere Lebensmittel also durch einen biologischen Kreislauf, der in der Nahrungskette aufeinander aufbaut. Wenn eines der Kettenglieder ausfällt, dann funktioniert dieser Kreislauf nicht mehr optimal oder bricht gar in sich zusammen.

Durch die große Anzahl von Menschen auf der Erde war es nötig geworden, dass sich der Kreislauf immer schneller dreht, um ausreichend Lebensmittel für alle zu erzeugen. Leider ist dieser natürliche Kreislauf im wahrsten Sinne des Wortes durch eine zu hohe Drehzahl heiß gelaufen, denn die natürlichen Ressourcen und auch das Klima drohen zu erschöpfen oder sogar zu kippen. (Für Interessierte: Die Ursachen und Folgen habe ich detailliert zusammengefasst in meinem Buch *Die Ökobilanz auf dem Teller. Wie wir mit unserem Essen das Klima schützen können*.)

Die Planeten-Ernährung wurde deshalb mit dem Ziel entwickelt, dass jeder Mensch auf der Erde ausreichend essen kann, um gesund zu bleiben, gleichzeitig aber die Geschwindigkeit des Ernährungskreislaufs nicht weiter überhöht wird.

Zu der Frage, wie das funktionieren soll, müssen wir uns zunächst einmal kurz ansehen, wie diese Planeten-Ernährung überhaupt konkret aussieht. In der folgenden Übersicht entdecken Sie sofort, dass die gleichen Lebensmittelgruppen enthalten sind, die Sie zur Erstellung Ihrer Checklisten ein paar Seiten zuvor verwendet haben. Sie bemerken außerdem sicher sofort, dass diese Lebensmittelgruppen nochmals unterteilt werden, je nachdem, ob sie primär Fette (F), Kohlenhydrate (K) oder Proteine (P) liefern.

In den Spalten finden Sie dann auch genaue Angaben, wie viel Sie wovon innerhalb einer Woche essen können, sodass Gesundheit von Mensch und Erde keinen Schaden nehmen. Für ein einfacheres Verständnis habe ich diese Mengen in Portionen umgerechnet, an denen Sie sich orientieren können. Wir kommen später noch einmal darauf zurück, wie Sie diese Informationen in Ihre tägliche Ernährung einbauen können.

Betrachten Sie die Mengen nicht als in Stein gemeißelt. Es geht nur um eine Orientierung für Ihren Alltag. Wie können Sie das nutzen? Dafür gibt es eine ganz altmodische und simple Lösung: die Küchenwaage. Das ist zugegebenermaßen kein High-Tech, aber schauen Sie doch einfach mal, wie viel Müsli, Brot, Wurst, Käse oder Gemüse Sie sich auf den Teller tun? Und wie viel das in einer Woche ergibt. So bekommen Sie nicht nur ein Gefühl für verträgliche Mengen, sondern tun Ihrem Körper und der Umwelt etwas Gutes!

Lebensmittelkonsum nach der Planeten-Ernährung für eine Person

Lebensmittel	Pro Woche (Gramm im Durch-schnitt plus möglicher Spielraum)	Wie oft, wie viel?
Fett (F)		
Ungesättigte Fette (z. B. Oliven-, Raps-, Erdnuss-, Sonnenblumen- oder Sojaöl)	280 (140 bis 560)	Täglich 2 bis 3 Portionen
Gesättigte Fette (z. B. Palmöl, Schmalz, Talg oder Butter)	82,6 (0 bis 82,6)	Täglich 1 Portion
Kohlenhydrate (K)		
Gemüse	2100 (1400 bis 4200)	Täglich 2 bis 3 Portionen
Obst	1400 (700 bis 2100)	Täglich 2 bis 3 Portionen
Vollkorngetreide	1624	Täglich 1 bis 2 Portionen
Stärkehaltiges Gemüse (z. B. Kartoffeln, Maniok)	350 (0 bis 700)	Wöchentlich 1 bis 2 Portionen
Protein (P)		
Milchprodukte (Vollmilch oder aus dieser Menge hergestellte Produkte)	1750 (0 bis 3000)	Täglich 1 bis 2 Portionen
Nüsse	350 (0 bis 525)	Täglich 1 Portion
Hülsenfrüchte	525 (0 bis 700)	Wöchentlich 3 bis 4 Portionen
Eier	91 (0 bis 175)	Wöchentlich 2 bis 3 Portionen
Geflügel	203 (0 bis 406)	Wöchentlich 1 bis 2 Portionen
Fisch	196 (0 bis 700)	Wöchentlich 1 bis 2 Portionen
Rind-, Lamm- oder Schweinefleisch	98 (0 bis 161)	Wöchentlich 1 Portion
Zugesetzter Zucker		
Alle Süßungsmittel	217 (0 bis 217)	zum Genießen

Wir haben also einen weiteren wichtigen und vor allem vertrauenswürdigen Orientierungspunkt für eine gesunde und nachhaltige Ernährung gewonnen. Unsere bisherigen Erkenntnisse liefern somit schon die Grundlage für Ihr neues Orientierungssystem:

• Sie wissen, was wo im Kühlschrank oder in der Speisekammer optimal gelagert wird.

- Sie wissen, welche Lebensmittel Sie daheim haben, und kennen ihre »Gebrauchsanweisung«.
- Jetzt wissen Sie auch, wie viel wovon täglich oder wöchentlich gut für Sie und den Planeten ist.

Für ein funktionierendes Koordinatensystem benötigen Sie rein mathematisch mindestens drei Orientierungspunkte, die haben wir nun. Schauen wir uns also an, wie das System funktioniert. Dazu werfen wir wieder einen Blick in unsere Modellküche.

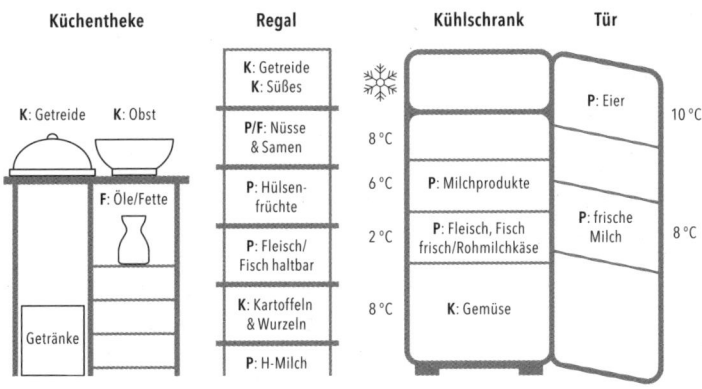

F = Fett, K = Kohlenhydrate, P = Protein

Planeten-Ernährung in der Küche nach der FKP-Methode

Wie Sie in unserer Modellküche sehen können, findet sich für jedes in der Planeten-Ernährung empfohlene Lebensmittel ohne Probleme ein kühles oder passend temperiertes Plätzchen. Wir können die Lebensmittel ganz simpel danach einordnen, welche Nährstoffe sie vorrangig liefern und an welchem Platz sie in der Küche stehen sollten. Das sind, wie in der Tabelle zur Planeten-Ernährung unterteilt, die drei Hauptnährstoffe: Fette (F), Kohlenhydrate (K) und Proteine (P). Wir nennen die Sortierung bei »Magic Eating« deshalb einfach die FKP-Methode. Das ist eine ausgewogene Ernährung.

Die einzelnen Lebensmittel(gruppen) kennen Sie nun auch bereits durch die Checklisten, mit denen Sie Ihre Küche durchforstet haben. Dort stehen beispielsweise auch jede Menge wertvolle Hülsenfrüchte, die Sie kennen sollten und von denen wir im dritten Schritt von »Magic Eating« noch einige zu Ihrem Speiseplan hinzufügen werden. Das Gleiche gilt auch für viele weitere wertvolle nahr- und schmackhafte Lebensmittel, die Sie bisher möglicherweise weniger berücksichtigt haben. Das wird sich sicher ändern!

Hier geht es aber erst einmal darum, dass Sie nützliche Kategorien von Lebensmitteln bilden, mit denen Sie dann weiter arbeiten können. Und dass Sie ein Gefühl dafür bekommen, in welchen Mengen Sie zukünftig mit den einzelnen Lebensmitteln planen können, damit Sie im Rahmen der Planeten-Ernährung liegen. In der nächsten Abbildung sind wieder unsere Modellküche und die bekannten Lebensmittelgruppen an ihren jeweiligen Plätzen abgebildet. Zusätzlich erkennen Sie dort nun auch noch die Mengen aus der Tabelle zur Planeten-Ernährung, mit denen Sie pro Woche für den Einkauf für eine Person rechnen können.

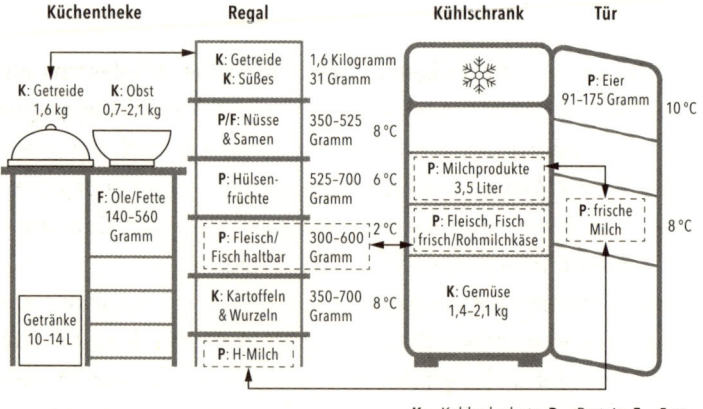

Planeten-Ernährung in der Küche nach der FKP-Methode für eine Woche und Person

Wir kommen nun zum nächsten konkreten Schritt, um ein neues Orientierungssystem in Ihrer Küche zu erschaffen. Sie benötigen dazu:

- Klebeetiketten oder Etikettendrucker, falls vorhanden, einen Filzstift oder einen anderen deutlich schreibenden Stift.
- Transparente Kunststoffschubladen für den Kühlschrank (gibt es in den passenden Größen). Kunststoff ist deshalb am besten geeignet, weil er sich gut reinigen lässt und keine Feuchtigkeit aufnimmt. Wenn nicht vorhanden, können Sie sich auch erst mal mit anderen Aufbewahrungsboxen aus Kunststoff, zum Beispiel klassischen Brotboxen, behelfen.
- Mit Deckel verschließbare und stapelbare transparente Kunststoffkästen für die Speisekammer/Regale/Schränke (ein schwedisches Möbelhaus bietet Boxen mit dem Namen »SAMLA« an, die dazu bestens geeignet sind). Wenn nicht vorhanden, können Sie hier auch erst mal mit anderen Boxen oder Kartons arbeiten.

So gehen Sie vor:

1. Nehmen Sie die Etiketten, beschriften Sie mindestens ein Etikett mit dem Namen der jeweiligen Lebensmittelgruppe und schreiben Sie außerdem die Menge darauf, die innerhalb einer Woche laut Planeten-Ernährung davon gegessen werden kann, zum Beispiel: »Fleisch (300–600 Gramm)«. So behalten Sie besser das Maß im Auge.
2. Nun nehmen Sie die Kunststoffboxen und -schubladen zur Hand und bekleben die einzelnen Boxen jeweils mit einem Namen der Lebensmittelgruppen, wie sie in der Modellküche gezeigt sind. Wählen Sie ein Größe, die der Menge gerecht wird, die Sie mit der Checkliste erfasst haben.

3. Jetzt nehmen Sie Ihre ausgefüllten Checklisten zur Hand, die Sie während des Detox-Programms angelegt haben.
4. Legen Sie nun alle Lebensmittel einer Lebensmittelgruppe in die passende Box und stellen Sie die Box dann an ihren Platz in der Küche, wie auf der Abbildung angedeutet.
5. Nun machen Sie weiter mit den anderen Checklisten und Boxen, bis alle Lebensmittel sortiert an ihrem Platz liegen.

Fazit: Ordnung muss nicht kompliziert sein!

Ordnung zu halten kostet immer Energie. Unordnung entsteht dagegen wie von selbst. Das ist eine universelle Gesetzmäßigkeit. Deshalb sollten Ordnungssysteme möglichst einfach sein, sodass sie möglichst wenig Energie kosten – und natürlich auch Sinn ergeben.

Mit der »FKP-Methode nach der Planeten-Ernährung« haben Sie nun folgenden Überblick:

1. Sie sehen sofort, welche Lebensmittel für Sie die Hauptquelle für Fette, Kohlenhydrate und Proteine sind. Wie Sie mit dieser Orientierung schnell und unkompliziert eine ausgewogene Ernährung bewerkstelligen können, werden wir auf den nächsten Seiten erfahren.
2. Sie wissen schnell, wie viel Sie von den jeweiligen Lebensmittelgruppen vorrätig haben. Außerdem haben Sie eine Orientierung, wie viele der jeweiligen Lebensmittel pro Woche in etwa in der Box liegen sollten, damit Sie sich nachhaltig und gesund ernähren. Gleich werden Sie zusätzlich erfahren, warum Sie mit saisonalen Lebensmitteln aus der Region noch ein zusätzliches Plus für sich und die Umwelt erzielen können.

Seiso – Nachhaltig kombinieren mit der Saisonformel und der Planeten-Ernährung

Sie haben nun die ersten beiden entscheidenden Schritte gemacht, um ein Orientierungssystem für Ihre zukünftige Ernährung zu schaffen. In diesem Schritt geht es nun darum, die neu geschaffene Ernährungsumgebung ganz im Sinne des Kaizen »sauber« und intakt zu halten. Das betrifft bei einer ganzheitlichen Ernährungsweise nicht nur unsere direkte Umgebung im Kühlschrank, in der Küche oder im eigenen Haushalt. Nein, es geht um nichts weniger als unsere gesamte Umwelt. Wir haben im Zusammenhang mit der Planeten-Ernährung schon gesehen, dass jede Essensentscheidung auch gleichzeitig eine Entscheidung über die Zukunft unseres Planeten bedeutet. Wie kann man im Alltag nun ohne größeren Aufwand einen nachhaltigen Ernährungsstil leben?

In meinem Buch *Die Ökobilanz auf dem Teller* habe ich mich ausführlich damit beschäftigt, welchen Einfluss unsere Ernährung auf das Klima, aber auch auf die Böden, den Wasserverbrauch und weitere Aspekte unserer Umwelt hat.

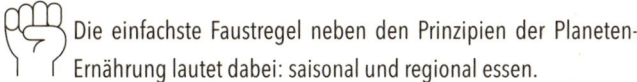 Die einfachste Faustregel neben den Prinzipien der Planeten-Ernährung lautet dabei: saisonal und regional essen.

Im Sinne des Kaizen können wir daraus gern das Wortspiel »seisonal« machen, denn »Seiso« bedeutet ja nichts anderes, als dass wir unseren Alltag in Einklang mit dem Rhythmus unserer Umgebung bringen. Die Natur gibt durch die Jahreszeiten vor, welche pflanzlichen Lebensmittel verfügbar sind, und wir können dann aus dem vollen Sortiment schöpfen. Wenn die Lebensmittel dazu noch aus der Region stammen, dann lassen sich damit sogar Klimagase und Wasserverschwendung reduzieren.

Auch bei tierischen Lebensmitteln ist der Einkauf von regionalen Produkten immer vorteilhafter als Importware. Im Unterschied zu pflanzlichen Lebensmitteln sind tierische Lebensmittel meistens jedoch das gesamte Jahr über verfügbar. Es reicht deshalb aus, wenn Sie bei den tierischen Lebensmitteln vor allem auf Regionalität achten, während es bei den pflanzlichen im Folgenden zusätzlich noch um die Saisonalität geht.

Zudem ist eine ökologische Produktion wünschenswert. Ein Biosiegel bedeutet aber nicht, dass dieses Produkt automatisch besser ist als Produkte ohne dieses Siegel. Falls es aber möglich ist, ein ökologisch produziertes Lebensmittel zu bekommen, das auch regional und saisonal ist, dann greifen Sie ruhig zu. Ansonsten sind schon Regionalität und Saisonalität immer eine gute Kombination.

Für die Saisonalität liefert ein Saisonkalender einen sehr guten Überblick. Leider sind viele Saisonkalender jedoch etwas unübersichtlich, weil sie für jeden Monat eine Liste von pflanzlichen Lebensmitteln zeigen, die Sie aus regionalem und saisonalem Anbau beziehen können. Außerdem zeigen sie auch noch oft, ob es sich um Lebensmittel aus dem Gewächshaus handelt oder aus dem sogenannten geschützten Anbau, also unter Schutzfolien zur Kälteisolierung. Letzteres ist ohne Energieaufwand möglich, während Gewächshäuser in vielen Fällen beheizt werden müssen. Doch auch dann ist die Frage der Nachhaltigkeit wieder davon abhängig, ob mit Öl, Gas oder Holz oder auch Solarenergie beheizt wurde. Es ist also nicht immer so einfach, eine allgemeingültige Empfehlung zu geben.

Um eine einfache schnelle Übersicht zu gewinnen, ist es deshalb viel praktischer, wenn wir uns hier das Jahr einfach grob in die offiziellen Sommer- und Wintermonate einteilen. Der Sommer beginnt im Juni und endet offiziell dann Ende November. Daraus folgt, dass der Winter von Dezember bis Ende Mai andauert.

Außerdem unterscheiden wir nicht in Haupt- und Nebensaison, da es sich auch um Lagerware handeln kann. Sie werden gleich sehen, wie einfach das die Sache mit der Saisonalität und Regionalität macht, denn im Supermarkt und vor allem in Bioläden können Sie auch einfach auf die Etiketten schauen und eins und eins zusammenzählen, denn frische Erdbeeren aus Deutschland gibt es nun einmal nicht im Winter.

Der Sommer

Die Sommermonate sind, wie nicht anders zu erwarten, ein richtiges Fest für Obst und Gemüse. Alles wächst in Hülle und Fülle, wenn die Sonnenstrahlen immer den ganzen Tag auf die Blätter scheinen und die Pflanzen ihre Kraftwerke mit Sonnenenergie speisen können.

Kommt die Fotosynthese so richtig ins Laufen, dann wachsen nicht nur Fruchtkörper und Blätter, sondern es entstehen auch Vitamine und sekundäre Pflanzeninhaltsstoffe. Die sekundären Pflanzeninhaltsstoffe sind interessanterweise ausgerechnet auch für die Pflanzen Schutzmittel gegen zu viel Sonne. So, wie unsere Haut das Pigment Melanin bildet, um sich besser gegen die Sonnenstrahlen zu schützen, bilden Pflanzen sogenannte Polyphenole und Carotinoide. Diese sind nicht braun, sondern leuchten uns bei jedem Anblick schön gelb, rot und orange entgegen.

Außerdem spielt die Wärme eine wichtige Rolle. So, wie unser Stoffwechsel ausgezeichnet bei 37 °C Körpertemperatur funktioniert, hat auch jede Pflanze eine persönliche Wohlfühltemperatur, bei der sie anfängt zu sprießen. Manche tun das eben gern im Winter, die meisten aber lieber im Sommer.

Dazu ist noch ausreichend Feuchtigkeit wichtig, damit das Pflanzenwachstum einsetzt. Aber auch hier hat jede Pflanze ihre Vorlieben, und es darf eben weder zu viel Wasser sein noch zu wenig. Kein Wunder also, dass auf der prinzipiell wärmeren, feuchteren und sonnigeren Südhalbkugel, aber auch schon in Südeuropa ziemlich viele Pflanzen die optimalen Bedingungen vorfinden, um in ihrer ganzen Vielfalt zu wachsen.

Sommerobst

Wenn wir also saisonale Lebensmittel kaufen, dann ist unser regionales Klima und Wetter ganz entscheidend. Es macht aber immer noch einen Unterschied, ob wir auch mal Obst oder Gemüse aus dem nahe liegenden Ausland innerhalb Europas kaufen oder aus Übersee. Denn wie gesagt, das Klima und Wetter der europäischen Südländer ist schon ausreichend, um auch in den Wintermonaten auf der Nordhalbkugel einige Südfrüchte wachsen zu lassen.

Dass wir auch im Winter auf ein großes Sortiment an Obst im Supermarkt zurückgreifen können, ist also nicht automatisch schlecht, nur weil es nicht aus Deutschland kommt. Aber dazu mehr, wenn es um die Wintermonate geht.

Im Sommer bietet uns die heimische Landwirtschaft eine sehr schöne Auswahl an Obst, vor allem Beeren und Baumfrüchte. In den Spitzenmonaten Juli und August können wir aus bis zu vierzehn Sorten auswählen. Das sollte eigentlich mehr als genug sein, um gut mit Vitaminen und Antioxidantien versorgt zu sein.

Der Sommer geht in diesem Sinne schon einmal gut los mit der Johannisbeere: 177 Milligramm Vitamin C kommen auf 100 Gramm Beeren. Von den exotischen Südfrüchten können das nur die bekannte Acerolakirsche (1700 Milligramm), die Guave (273 Milligramm) und der Cashewapfel (252 Milligramm) übertreffen. Neben der Johannisbeere, die bis Ende August Saison hat, sind insbesondere die beliebten Erdbeeren von Juni bis September zuverlässige Vitamin-C-Bomben, 100 Gramm Erdbeeren enthalten 57 Milligramm des Radikalfängers. Heidelbeeren liefern neben einer großen Menge an Polyphenolen ganze 22 Milligramm Vitamin C pro 100 Gramm. Die Stachelbeere kommt sogar auf 35 Milligramm und hat von Juli bis September Saison. Himbeeren und Brombeeren liegen bei 25 beziehungsweise 17 Milligramm, sind deshalb aber nicht weniger nahrhaft.

Die Vielfalt der Beeren lädt im Sommer zur Abwechslung ein. Wer sie mehrmals pro Woche zum Frühstück im Müsli, als Shake oder mit etwas Naturjoghurt genießt, braucht keine exotischen Früchte aus Übersee, von denen ohnehin nur wenige den Vitamin-C-Gehalt der heimischen Johannis- und Erdbeere toppen können. Daneben enthalten die Beeren auch noch eine Anzahl von B-Vitaminen, was gerade für Menschen interessant ist, die keine Milchprodukte konsumieren können oder wollen.

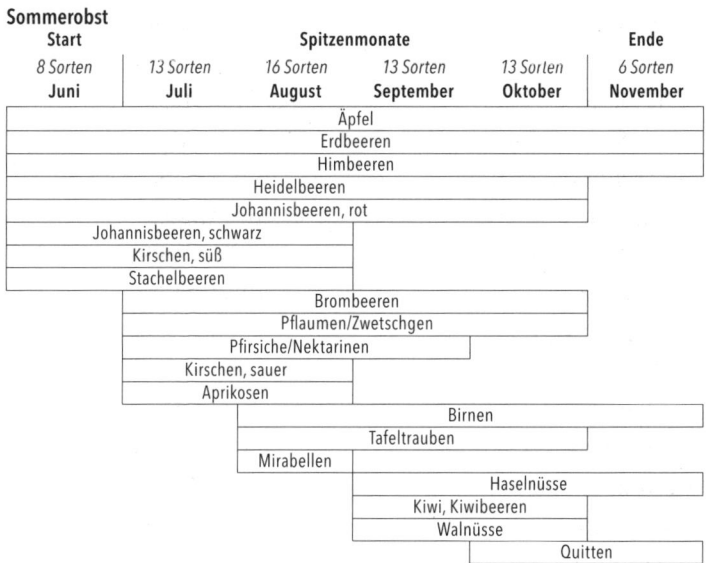

Sommerobst

Start		Spitzenmonate			Ende
8 Sorten	13 Sorten	16 Sorten	13 Sorten	13 Sorten	6 Sorten
Juni	Juli	August	September	Oktober	November

Äpfel
Erdbeeren
Himbeeren
Heidelbeeren
Johannisbeeren, rot
Johannisbeeren, schwarz
Kirschen, süß
Stachelbeeren
Brombeeren
Pflaumen/Zwetschgen
Pfirsiche/Nektarinen
Kirschen, sauer
Aprikosen
Birnen
Tafeltrauben
Mirabellen
Haselnüsse
Kiwi, Kiwibeeren
Walnüsse
Quitten

Als Baumfrüchte können von August bis Oktober verschiedene Apfelsorten geerntet werden, Pflaumen und Birnen sind im August und September dran. Äpfel und Birnen vom Saisonende können dann auch für die Wintermonate eingelagert werden.

Die Traubenernte läuft parallel zu den Äpfeln. Wer zu dieser Jahreszeit in den Wein- oder Apfelanbaugebieten unterwegs ist, kann oftmals direkt vor Ort frisches Obst einkaufen und so Bauern und Kleinunternehmen unterstützen.

Ab September haben auch Walnüsse und Haselnüsse Saison. Nüsse liefern viele Nährstoffe wie wertvolle Fette, Proteine und vieles andere. Der einzige Knackpunkt ist, dass in Deutschland kein bedeutender Anbau von Nüssen stattfindet. Das heißt also, dass die Ware im Handel meist importiert wurde. Sollten Sie aber einen Hasel- oder Walnussbaum im Garten haben, dann können Sie sich glücklich schätzen!

Im Oktober und November beginnt die Zeit der Quitte, die vor allem zu Gelee und Konfitüre verarbeitet wird. Interessant ist auch, dass Pfirsiche, Nektarinen und Aprikosen hierzulande während des Hochsommers kultiviert werden können.

Generell lassen sich alle Obstsorten zu Kompott, Konfitüre oder Gelee verarbeiten und einmachen. So kann man die frischen Früchte konservieren und lagern. Der Vitamingehalt leidet natürlich unter der Hitzebehandlung und nimmt mit der Lagerzeit ab. Trotzdem ist es eine gute Möglichkeit, um die Früchte zu erhalten. Denn wir bauen in Deutschland nur etwa gut 20 Prozent des Obstes selbst an, das wir konsumieren. Verschwendung sollten wir also unbedingt vermeiden. **Tipp: Eine große Übersicht über die genauen Nährstoffgehalte unserer regionalen Obstsorten finden Sie im Anhang (Seite 160).**

Sommergemüse

Bei Gemüse sieht es für uns lediglich ein kleines bisschen besser aus. Wir können unseren Bedarf nur zu etwas mehr als 30 Prozent aus deutschem Anbau decken. Dennoch sind sehr viele unterschiedliche Gemüsesorten verfügbar, bis zu 37 im Spitzenmonat Oktober. Aber auch zu Beginn und am Ende des Sommers ist ausreichend Vielfalt vorhanden. Wie schon beim Obst gilt ebenfalls beim Gemüse, dass auch ein Produkt aus dem europäischen Ausland während der Saison eine gute Alternative darstellen kann, wenn es aus der knappen regionalen Erzeugung nicht verfügbar ist.

Generell gilt ebenso: Viele Gemüse sind das gesamte Jahr in Supermärkten und Bioläden erhältlich, weil sie nach der Ernte eingelagert wurden. Kartoffeln etwa werden in den Sommermonaten geerntet und dann auch zu einem großen Teil eingelagert. Sie stammen dann zwar aus der Saison und aus der Region, haben aber eben auch mehr Energie gekostet, weil die Lager belüftet und temperiert werden müssen. Dennoch ist die Kartoffel aus der letzten Saison und aus der Region immer noch umweltfreundlicher als eine importierte Kartoffel aus Ägypten, denn in Deutschland sind die Wachstumsbedingungen deutlich wassersparender als außerhalb Europas.

Auch für alle anderen Gemüsesorten, die das gesamte Jahr verfügbar sind, gilt das gleiche Prinzip. Manche Gemüsesorten, wie zum Beispiel Tomaten, können allerdings auch im geschützten Anbau während der späten Wintermonate wachsen. Dabei werden die Tomatenpflanzen mit einer kälteisolierenden Folie überdacht, sodass die ersten Sonnenstrahlen bereits für ein ausreichendes Wachstumsklima unter der Folie sorgen.

Werfen wir nun einen Blick auf unser Sommergemüse!

Sommergemüse

	Start	Spitzenmonate				Ende
	30 Sorten	34 Sorten	34 Sorten	36 Sorten	37 Sorten	29 Sorten
	Juni	Juli	August	September	Oktober	November
Rotkohl	X	X	X	X	X	X
Blumenkohl	X	X	X	X	X	X
Brokkoli	X	X	X	X	X	X
Champignons/Pilze	X	X	X	X	X	X
Chinakohl	X	X	X	X	X	X
Fenchel	X	X	X	X	X	X
Frühlingszwiebeln	X	X	X	X	X	X
Kartoffeln	X	X	X	X	X	X
Knollensellerie	X	X	X	X	X	X
Kohlrabi	X	X	X	X	X	X
Lauch	X	X	X	X	X	X
Mangold	X	X	X	X	X	X
Paprika	X	X	X	X	X	X
Radieschen	X	X	X	X	X	X
Rettich	X	X	X	X	X	X
Rote Bete/Rüben	X	X	X	X	X	X
Spinat	X	X	X	X	X	X
Spitzkohl	X	X	X	X	X	X
Stangensellerie	X	X	X	X	X	X
Tomaten	X	X	X	X	X	X
Weißkohl	X	X	X	X	X	X
Zwiebeln	X	X	X	X	X	X
Auberginen			X	X	X	
Bohnen			X	X	X	
Gurken			X	X	X	
Möhren/gelbe Rüben			X	X	X	
Zucchini			X	X	X	
Erbsen		X	X	X		
Rhabarber	X	X				
Spargel	X	X				
Kürbis				X	X	X
Wirsing				X	X	X
Artischocken			X	X	X	X
Zuckermais			X	X	X	X
Steckrüben				X	X	X
Melonen			X	X	X	
Rosenkohl					X	X
Schwarzwurzel					X	X
Grünkohl					X	X
Pak Choi/Senfkohl					X	X
Pastinaken/Wurzelpetersilie					X	X

Unsere Modellküche haben wir ja nach der FKP-Methode (FKP = Fett, Kohlenhydrate, Proteine) einsortiert. Sie sehen im Folgenden nun eine Auswahl an Kohlenhydrat- und Proteinquellen.

Vor allem Bohnen und Erbsen, aber auch Pilze liefern hochwertiges Protein, das gemäß der Planeten-Ernährung möglichst zwei- bis dreimal pro Woche auf dem Teller landen sollte.

Die folgende Tabelle liefert Ihnen daher einen Überblick über die Top-10-Proteinquellen aus Hülsenfrüchten, wobei auch die Sojabohne erwähnt ist, die zwar in Deutschland aktuell nur in kleinen Mengen produziert wird, aber auf Platz 1 liegt, dicht gefolgt von der heimischen Prinzessbohne.

Top 10 Protein: Hülsenfrüchte (Gramm Protein pro 100 Gramm)

Sojabohne	35
Prinzessbohne	33
Augenbohne, Kuhbohne	24
Linse	23
Limabohne	21
Straucherbse	20
Kichererbse	19
Tofu	8
Erbse, gekocht und abgetropft	6
Erbse, Konserve	4

Es ist auch möglich, durch Gemüse Proteine aufzunehmen. Rosenkohl (Tabelle unten) enthält sogar noch mehr Protein als Erbsen aus der Konserve, die auf dem letzten Platz der Top 10 der Hülsenfrüchte liegen (Tabelle oben). Da wir täglich eine gute Portion Gemüse essen sollten, ist Gemüse also durchaus eine Möglichkeit, die tägliche Proteindosis zu ergänzen.

Top 10 Protein: Gemüse (Gramm Protein pro 100 Gramm)

Rosenkohl	5
Grünkohl	4
Brokkoli	4
Steinpilz	4
Mais, Zuckermais	3
Wirsing	3
Spinat	3
Champignon, Zuchtchampignon, frisch	3
Rucola	3
Blumenkohl	3

Außerdem sind Kartoffeln, Pastinaken und Rote Beten sehr gute Kohlenhydratlieferanten. Weil es sich um komplexe Kohlenhydrate in Form von Stärke und Oligosacchariden (Mehrfachzucker) handelt, brauchen Sie sich keine Sorgen um Ihren Blutzucker zu machen. Schauen wir wieder auf die Top 10 der Kohlenhydrat-Gemüse, dann sind außerdem auch würzende Gemüse wie Zwiebel, Knoblauch und Petersilie mit von der Partie. Knoblauch enthält mit 6 und Petersilie mit 4 Gramm ebenfalls noch eine gute Menge Protein pro 100 Gramm. Weil wir meist nur kleine Mengen davon konsumieren, fehlen sie bei den Top 10 der Protein-Gemüse, sonst hätten sie dort einen Platz verdient. Der Trick ist allerdings, Knoblauch, Zwiebeln (immerhin auch noch 1 Gramm Protein pro 100 Gramm) und Petersilie als eine Basiswürze zu etablieren. Alles zusammengenommen können Sie so durchaus jeder Mahlzeit noch einmal etwas pflanzliches Protein hinzufügen.

Top 10 Kohlenhydrate: Gemüse (Gramm Kohlenhydrate pro 100 Gramm)

Knoblauch	28
Süßkartoffel	24
Mais, Zuckermais	16
Kartoffel, gekocht	15
Pastinake	12
Rote Bete	8
Petersilie	7
Petersilienwurzel	6
Steckrübe	6
Zwiebel	5

Das ist auch der Vorteil einer ausgewogenen Ernährungsweise: Sie haben immer einzelne Lebensmittel dabei, die größere Mengen bestimmter Nährstoffstoffe liefern können. Sie sehen, dass Sie eine breite Auswahl an Nährstofflieferanten zur Verfügung haben, die Sie gezielt nutzen können. Ob im Rahmen einer veganen oder vegetarischen Ernährung, einer Mischkost oder sonstigen Ernährungsform, achten Sie vor allem auf Abwechslung, dann ist das Risiko für einen Nährstoffmangel immer deutlich geringer als bei einseitiger Auswahl der immer gleichen Lebensmittel. **Tipp: Eine große Übersicht über die genauen Nährstoffgehalte unserer regionalen Gemüsesorten finden Sie im Anhang (Seite 160 f).**

Sommersalate

Kommen wir nun zu den beliebtesten Essensbegleitern im Sommer: den Salaten. Im Sommer sind nahezu alle Salate aus dem Feldanbau verfügbar. Eine Ausnahme bildet nur der Feldsalat, er hat seine Hauptsaison erst von Mitte September bis Ende Dezember. Er mag trockeneres und kühles Klima im Übergang vom Sommer zum Winter. Ansonsten ist Salat ein Magenfüller, er liefert Ballaststoffe und ansonsten nur wenige Nährstoffe. Dennoch ist er immer eine gute Wahl, wenn man ihn zu einer Hauptkomponente auf dem Teller macht und nicht noch zusätzlich verspeist. Wie die meisten Gemüse hat er eine geringe Energiedichte, aber viel Volumen. Das macht satt!

Sommersalate

| | | Spitzenmonate | | | |
| | | 7 Sorten | | | |
Juni	Juli	August	September	Oktober	November
			Eisbergsalat		
			Endiviensalat		
			Feldsalat		
			Kopfsalat		
			Radicchio		
			Romanasalate		
			Rucola		
			Lollo Rosso		

73

Sommerkräuter

Zum Abschluss des Sommers kommen wir noch zu einer seiner besten Seiten, den Kräutern! Kräuter sind deshalb so wichtig, weil sie nicht nur Geschmacksstoffe und Aromen enthalten, sondern auch noch Substanzen, die sich positiv auf unsere Gesundheit auswirken können. Oftmals sind dies die gleichen Substanzen, die wir geschmacklich oder aromatisch wahrnehmen. Doch wie auch bei vielen anderen pflanzlichen Lebensmitteln steckt die wahre Wirkkraft in der vollen Kombination aller Pflanzeninhaltsstoffe.

Aus Forschungsarbeiten weiß man, dass einzelne Aromastoffe oder ätherische Öle, zum Beispiel aus Minze oder Thymian, eine positive Wirkung auf unsere Atemwege haben können. Doch die spezifische Wirkung ist nicht der einzige Weg, wie uns Kräuter beim Gesundbleiben helfen können. Ihre wahre Wirkung liegt vielmehr in der täglichen Dosis.

Für eine therapeutische Anwendung werden die einzelnen Wirkstoffe meist isoliert und konzentriert verwendet. In den Kräutern selbst kommen die gleichen Wirkstoffe in deutlich geringeren Konzentrationen vor. Oftmals können wir daher nicht die gleiche unmittelbare Wirkung auf unseren Körper feststellen wie bei einer Behandlung mit der konzentrierten Form. Doch die Tatsache, dass wir sie schmecken und riechen können, ist der beste Beweis dafür, dass sie auch in geringen Mengen wirken. Zudem sind noch viele unbekannte Pflanzeninhaltsstoffe in Kräutern, aber auch in allen anderen Gemüse- und Obstsorten enthalten, von denen wir bisher keine Kenntnis haben.

Sicher ist aber, dass sie in ihrer natürlichen Form eine langfristige Wirkung entfalten können, wenn wir sie regelmäßig essen. Deshalb sind pflanzliche Lebensmittel in der täglichen Ernährung zwar nicht unbedingt »Heilmittel«, wie so oft und gern behauptet wird, aber mit Sicherheit helfen sie dabei, unseren Körper gesund zu erhalten. Eine Übersicht zu den verwendbaren Teilen dieser saisonalen Kräuter sowie zu gängigen Küchengewürzen und ihren postulierten Heilwirkungen in der Naturheilkunde habe ich für Sie im Anschluss an den Saisonkalender für Sommerkräuter zusammengestellt. Außerdem finden Sie im Anhang auch noch einige Rezepte für Gewürz- und Kräutermischungen zum Selbermachen (Seite 163 f.).

Sommerkräuter

Start	Spitzen	monate	Über	gang	Ende
13 Sorten	14 Sorten	15 Sorten	5 Sorten	4 Sorten	4 Sorten
Juni	Juli	August	September	Oktober	November

Minze
Petersilie
Rosmarin
Salbei
Basilikum
Dill
Kerbel
Koriander
Liebstöckel
Schnittlauch
Thymian
Zitronenmelisse
Bärlauch
Bohnenkraut
Majoran

Kräuter und Gewürze – Heilwirkung in der Naturheilkunde

	Nutzbare Teile	Anwendung	Heilwirkung
Anis	Früchte	Tee, Öl, Gewürz	schleimlösend, milchbildend
Bärlauch	Zwiebeln, Blätter	Gemüse, Öl	blutreinigend, harntreibend
Basilikum	ganzes Kraut	Tee, Gewürz	potenzstärkend, verdauungsfördernd
Bohnenkraut	blühendes Kraut	Gewürz, Tee, Öl	magenstärkend
Chilischoten	Früchte	Gemüse, Salbe	schmerzstillend, stoffwechselanregend
Dill	Samen, Blätter	Tee, Gewürz	magenstärkend
Frühlingszwiebel	Wurzel, Kraut	Gemüse	hustenlindernd

Ingwer	Rhizom	Gewürz, Tee, Sirup	verdauungsfördernd
Kardamom	Samen	Tee, Tinktur, Gewürz	antibakteriell, verdauungsfördernd
Kerbel	Blätter, Kraut, Samen	Tee, Gewürz	entgiftend, harntreibend
Knoblauch	Zwiebel	Gewürz, Öl, Tinktur	auswurffördernd, blutdrucksenkend
Koriander	Samen, Blätter	Tee, Tinktur, Gewürz	magenstärkend
Kresse	Blätter	Gewürz, Haarwasser	blutbildend
Kümmel	Samen	Tee, Gewürz, Tinktur	entblähend, appetitanregend
Kurkuma	Wurzel	Gewürz, Tee, Tinktur	leberschonend, entzündungshemmend
Liebstöckel	Wurzel, Kraut, Samen	Tee, Likör, Gewürz	hormonsteigernd, appetitanregend
Lorbeer	Blätter, Triebspitzen, Früchte	Gewürz	verdauungs-, appetitanregend
Majoran	ganzes Kraut	Tee, Gewürz, Salbe	entblähend, hustenstillend
Minze	Blätter	Tee, Saft, Gewürz	beruhigend
Muskatnüsse	Nüsse, Blüte	Gewürz, Salbe, Öl	antidepressiv, antibiotisch
Nelken	Blüte	Salat	ausgleichend
Oregano	blühendes Kraut	Tee, Tinktur, Gewürz	entwässernd, stoffwechselanregend
Paprika	Früchte	Gemüse, Gewürz	verdauungsfördernd
Peffer	Früchte	Gewürz	antimikrobiell
Petersilie	Wurzel, Samen, Blätter	Tee, Gewürz	harntreibend, appetitanregend
Rosmarin	Blätter	Tee, Gewürz, Salbe	kreislauf-, nervenstärkend
Salbei	Blätter	Tee, Gewürz	entzündungs-, durchfallhemmend
Schnittlauch	Röhren und Blüten	Gewürz	appetitanregend, antibiotisch
Thymian	blühendes Kraut	Tee, Gewürz, Sirup	antiseptisch, durchfallhemmend
Vanille	Fruchtkapseln	Gewürz, Tinktur	stoffwechselanregend, galletreibend
Wacholder	Früchte, Nadeln, Rinde	Tinktur, Tee, Gewürz	nierenanregend, augenstärkend
Zimt	Blätter, Rinde, Wurzeln	Gewürz, Tee, Öl	magenstärkend
Zitronenmelisse	Blätter	Tee, Essenz, Salbe	schweißtreibend, belebend
Zwiebel	Zwiebel	Saft, Sirup, Gemüse	hustenlindernd

Der Winter

Im Winter angekommen sind wir offiziell eigentlich erst Mitte Dezember, obwohl es vorher ja schon mal frostig kalt sein kann. Durch die Klimaveränderungen verschiebt sich auch die Wachstumsphase manch einer Pflanze, doch wenn wir uns den offiziellen Winterbeginn ansehen, dann ist auch unter den heutigen klimatischen Verhältnissen der Dezember gar nicht so schlecht für den Winterbeginn getroffen.

Zum Glück haben wir heute die privilegierte Situation, auch im Winter eine große Auswahl von Gemüsen und Obst vorzufinden. Letztlich ist gerade beim Obst der heimische Apfel oder die Birne natürlich Lagerware, trotzdem sind sie immer noch regionale Produkte. Jetzt könnten wir natürlich die Diskussion starten, ob unter bestimmten Gesichtspunkten nicht doch der Apfel aus Neuseeland ökologisch verträglicher wäre. Wenn das Lagerobst hierzulande ja über Monate gekühlt und frisch gehalten werden muss, was Energie verbraucht und damit Treibhausgase verursacht, wäre der eingeschiffte oder sogar eingeflogene Apfel aus Neuseeland möglicherweise schon wieder die bessere Wahl. Aber eben nur unter bestimmten Umständen.

Mit derartigen Gedankenexperimenten können Sie sich die Zeit vertreiben, bis in Deutschland wieder Apfelernte ist, oder auch im Winter nach einfachen Faustregeln vorgehen:

- *Schauen Sie, ob auf dem Etikett steht, wo der Apfel herkommt: Regional geht vor EU, und EU geht vor EU-Ausland.*
- *Kaufen Sie nur so viel, wie Sie tatsächlich essen können und wirklich brauchen. Immerhin sind fast die Hälfte aller weggeworfenen Lebensmittel in deutschen Haushalten Obst und Gemüse.*

Obst und Gemüse liefern wertvolle Vitamine und Mineralien, kompletter Verzicht in der Wintersaison ist also Unsinn, bewusster Konsum dagegen der Schlüssel zum gesunden Maß.

Sie sehen, es ist vor allem im Winter nicht einfach, ausschließlich regional und saisonal einzukaufen. Das ist auch der Grund, warum die Menschheit die Nordhalbkugel erst mehr und mehr besiedelt hat, nachdem Methoden zur Konservierung von Lebensmitteln erfunden wurden und auch der Anbau von Wintergemüse und -getreide sowie die Viehhaltung möglich geworden waren. Die Saisonkalender sollen Ihnen deshalb auch keine Vorgabe machen, welches Obst und Gemüse Sie essen »dürfen«. Sie sollen Ihnen aufzeigen, welche Vielfalt uns geboten ist und wie wir mit ein bisschen mehr Wissen bereits drei entscheidende Unterschiede machen können:

- Sie essen frische und damit nährstoffreiche Lebensmittel.
- Sie verarbeiten und kochen Ihre Lebensmittel zum großen Teil selbst.
- Sie übernehmen Verantwortung für Ihre Gesundheit und damit auch für die Gesundheit des Planeten!

Winterobst

Nachdem wir im Sommer aus dem Vollen schöpfen konnten mit allen Arten von Beeren, haben alle weiteren regionalen Obstsorten nach der Hauptsaison erst mal Sommerpause. Das heißt eben nicht, dass wir sie nicht in Supermärkten und Bioläden finden, doch es sind entweder gelagerte oder aus dem Gewächshaus stammende Früchte. Beeren gibt es vor allem als Tiefkühlware. Quitten zu Beginn der Winterzeit und Himbeeren zum Ende sind allerdings unproblematisch, eher sind Erdbeeren aus dem Gewächshaus ökologisch bedenklich.

Eine gute Alternative für alle Menschen, die gern »einmachen«, ist es, aus den Sommerfrüchten Kompott, Marmeladen oder Konfitüren für den Winter zu bevorraten. In einem kühlen Keller lassen sich auch mal größere Mengen Äpfel für ein bis zwei Monate lagern. Säfte sind noch eine weitere Alternative, um Sommerobst für den Winter vorzuhalten.

Was viele nicht wissen: Oftmals bieten lokale Mostereien an, aus größeren Mengen Früchten Saft zu pressen. Auch für Öle aus Samen oder Nüssen gibt es dieses Angebot.

Winterobst

Start		Übergang			Ende
4 Sorten	3 Sorten	3 Sorten	3 Sorten	2 Sorten	2 Sorten
Dezember	**Januar**	**Februar**	**März**	**April**	**Mai**
Äpfel					
Erdbeeren					
	Birnen				
Quitten					
					Himbeeren

Wintergemüse

Viele Gemüse im Winter sind wie Obst Lagerware. Zum Ende der Wintersaison stammen sie auch oftmals bereits aus dem geschützten Anbau, bevor dann der Freilandanbau starten kann. Wie schon im Sommer ist die Auswahl dennoch beachtlich. Zwischen Beginn und Ende der Winterzeit sind immer mindestens vierzehn unterschiedliche Gemüsesorten vorhanden. Damit lässt sich etwas anfangen.

Zum letzten Monat im Mai steigert sich das Angebot dann auf 29 Sorten. Die schon im Sommer in den Top 10 der Protein-Gemüse und -Hülsenfrüchte gezeigten Sorten sind mit wenigen Ausnahmen (zum Beispiel Brokkoli, den es erst wieder im Mai gibt) auch im Winter verfügbar. Sie können also auch mit gewohnten Vorlieben und Rezepten durch die Winterzeit kommen. Traditionell sind zu dieser Jahreszeit natürlich eher »wärmende« Gerichte beliebt. Ab März kommen dann bereits wieder frühlingshafte Gemüse in die Auslage und auf den Teller.

Auch für das Wintergemüse gilt: gezielte Mengen einkaufen, am besten nach Rezept, sodass nicht unnötig Gemüse im Müll landen muss. Und nicht vergessen: Zu viel gekauftes Gemüse lässt sich geschnippelt sehr gut für einige Wochen einfrieren und schnell wieder als Zutat verwenden, indem es kurz in kochendem Wasser vorbereitet wird oder direkt während des Garens, zum Beispiel einer Reis-Gemüse-Pfanne, hinzugegeben wird.

Wintergemüse

	Start	Übergang				Spitzenmonat
	17 Sorten	16 Sorten	14 Sorten	20 Sorten	20 Sorten	29 Sorten
Sorte	Dezember	Januar	Februar	März	April	Mai
Lauch	X	X	X	X	X	X
Rettich	X	X	X	X	X	X
Rüben	X	X	X	X	X	X
Weißkohl	X	X	X	X	X	X
Champignons/Pilze	X	X	X	X	X	X
Chicorée	X	X	X	X	X	X
Kartoffeln	X	X	X	X	X	X
Zwiebeln	X	X	X	X	X	X
Chinakohl		X	X	X		X
Schwarzwurzeln		X	X	X		
Rotkohl		X	X	X		
Rosenkohl		X	X	X		
Grünkohl		X	X			
Rote Bete/Rüben	X	X	X			
Wirsing	X	X				
Kürbis	X	X				
Pak Choi/Senfkohl	X					
Radieschen			X	X	X	X
Paprika			X	X	X	X
Gurken			X	X	X	X
Mangold			X	X	X	X
Rhabarber			X	X	X	X
Spargel			X	X	X	X
Spinat			X	X	X	X
Blumenkohl				X	X	X
Frühlingszwiebeln				X	X	X
Spitzkohl				X	X	X
Brokkoli						X
Erbsen						X
Kohlrabi						X
Spargel						X
Fenchel						X
Stangensellerie						X
Speiserüben						X
Bohnen						X
Zucchini						X

Wintersalate

Salate waren schon in der Sommerzeit der leichte Magenfüller schlechthin. Im Winter ist uns jedoch meistens eher nach etwas Deftigem zumute. Salat kann trotzdem ein guter Begleiter sein. Außer Feldsalat, der im Dezember noch frisch geerntet wird, stammen ansonsten alle Salate allerdings aus geschütztem Anbau. Das ist aus der Perspektive der Nachhaltigkeit zwar nicht so schlimm, doch im Vergleich zum freien Anbau in der Sommerzeit macht sich die fehlende Sonnenstrahlung eher in Geschmack und Aroma bemerkbar.

Machen Sie selbst den Test: Wenn Sie im Winter einen Salat kaufen, notieren Sie sich kurz, wie Ihnen ein pures Blatt Salat schmeckt. Kleben Sie die Notiz an den Kühlschrank, und im Sommer machen Sie das Gleiche nochmals. Salat ist zwar per se nicht reich an Aromastoffen, doch die klassisch »grasigen« Aromen sind natürlicherweise im Sommer stärker vertreten als in der Winterzeit. Das liegt ganz einfach daran, dass der Stoffwechsel der Pflanzen speziell auf Sonnenstrahlung reagiert und die Pflanze umso mehr Stoffwechselprodukte und Aromen bildet, je mehr sie der Sonne ausgesetzt ist. Geschmacklich haben wir dann den klassisch »grünen«, »knackigen« und »grasigen« Eindruck.

Wintersalate

Spitzenmonat		Übergang			Spitzenmonat
6 Sorten	3 Sorten	3 Sorten	4 Sorten	5 Sorten	6 Sorten
Dezember	Januar	Februar	März	April	Mai
Feldsalat					
Radicchio					
Romanasalate					
	Kopfsalat				
	Rucola				
Lollo Rosso			Lollo Rosso		
Eisbergsalat				Eisbergsalat	
Endiviensalat					Endiviensalat

Winterkräuter

Zuletzt wenden wir uns in diesem Kapitel wieder den Kräutern zu. Wie man im Saisonkalender sieht, ist die Minze relativ kälteresistent und deshalb auch in den Wintermonaten verfügbar. Anders verhält es sich bei den weiteren Kräutern. Erst ab März beginnt der Bärlauch auch in vielen Grünanlagen gut riechbar zu blühen. Ebenso kommt Schnittlauch in die Saison. Im April beginnen Basilikum, Petersilie und Sauerampfer zu sprießen. Im Mai ist die Kräuterauswahl dann bereits etwa so groß wie in der Sommerzeit.

Nun, was tun von Dezember bis April? Ganz einfach, getrocknete Kräuter sind eine sehr gute Alternative, sie enthalten sogar pro Gramm noch mehr der guten Aromen und sonstigen Inhaltsstoffe. Da sie aber nicht mehr den klassischen »Frischegeschmack« aufweisen, ist bei manchen Gerichten natürlich auch eine Kräutermischung aus der Tiefkühltruhe zu empfehlen. Weil Kräuter ja nur in kleinen Mengen Verwendung finden, ist die Alternative aus dem Tiefkühlfach auch unter Nachhaltigkeitsaspekten vertretbar.

Winterkräuter

Start		Übergang			Spitzenmonat
1 Sorte	1 Sorte	1 Sorte	3 Sorten	6 Sorten	12 Sorten
Dezember	**Januar**	**Februar**	**März**	**April**	**Mai**
Minze	Minze	Minze	Minze	Minze	Minze
			Bärlauch	Bärlauch	Bärlauch
		Schnittlauch	Schnittlauch	Schnittlauch	Schnittlauch
				Basilikum	Basilikum
				Petersilie	Petersilie
			Sauerampfer	Sauerampfer	Sauerampfer
					Salbei
					Dill
					Kerbel
					Koriander
					Rosmarin
					Zitronenmelisse
					Thymian

Fazit: Wenn die Richtung stimmt, sind Sie auf dem richtigen Weg!

Eines der größten Hindernisse für eine dauerhaft gesunde und nachhaltige Ernährungsweise sind oftmals zu strenge und dogmatische Vorgaben. Wie bei einem Marathon geht einem auf Dauer die Puste aus, wenn Sie schon am Anfang lossprinten. Die Empfehlung, möglichst regional und saisonal zu essen, ist ein gutes Beispiel, um diesen Aspekt kurz allgemein aufzugreifen.

Sie haben schon anhand der Saisonkalender und auch aufgrund des geringen Selbstversorgungsgrades mit Obst und Gemüse aus Deutschland gesehen, dass Sie nicht immer sämtliche Lebensmittel zu 100 Prozent saisonal und regional einkaufen können. Es ist also utopisch, dass jeder Mensch in Deutschland saisonal und regional einkaufen kann.

Die Zauberformel lautet daher: »Mehr davon, wann immer es möglich ist.« So stimmt die Richtung, und damit sind Sie auch schon auf dem richtigen Weg. Wenn dann wie allgemein bekannt auch mehrere Wege zum Ziel führen können, dann werden Sie Ihr Ziel erreichen.

Sicher können Sie sich auch noch ein Hochbeet anlegen oder ein paar Kräuter auf dem Balkon wachsen lassen. So werden Sie das ein oder andere Gemüse tatsächlich als Selbstversorger ernten. Eine vollumfängliche Selbstversorgung ist allerdings auch wieder sehr zeitaufwendig und für die meisten Menschen nicht realisierbar. Doch jede noch so kleine Anstrengung in dieser Richtung ist auch wieder ein Schritt in die richtige Richtung.

Für alle, die sich zum Thema »Selbstversorgung« informieren wollen, sind die Videos des YouTube-Kanals »Der Selbstversorgerkanal« empfehlenswert.

Und wer sich einen ausführlichen Saisonkalender auf das Handy laden möchte, der wird beim Bundeszentrum für Ernährung fündig: www.bzfe.de.

Seiketsu –
Wochenplanung für Ihre (neue) Routine

In diesem Abschnitt geht es darum, dass wir einen Weg finden, sämtliche Informationen und Erkenntnisse der bisherigen Kapitel in neue Handlungsweisen umzuwandeln. Die Herausforderung: Sie haben bereits gut eingelebte alltägliche Rituale. Sie sind letztlich das größte Hinderniss für neue Handlungsweisen, damit sie sich zu neuen Routinen entwickeln können.

Sie bestehen aus Hunderten von kleinen Gewohnheiten und Handlungen, die sich innerhalb der Struktur Ihres Alltags eingeschlichen haben. Das ist völlig normal, kein Mensch kommt ohne Gewohnheiten und Routinen aus. Ansonsten wären wir täglich überfordert, wenn uns jeder Tag mit völlig ungewohnten Situationen konfrontierte. Wir sind also eigentlich recht dankbar für Routinen und Gewohnheiten. Wir richten uns sogar unser gesamtes Umfeld und unseren Alltag gern so ein, dass uns möglichst nichts und niemand dabei stören kann.

Natürlich wünschen wir uns zwischendurch etwas Abwechslung, fahren in den Urlaub oder gehen ins Restaurant zum Essen. Zu viel Routine und Gewohnheit empfinden wir dann nämlich auch schnell wieder als langweilig. Es läuft also wie immer auf eine Art gesundes Mittelmaß hinaus. Und Mittelmaß klingt auch wieder nicht besonders spannend, oder?

Nun, wie wäre das: *Neue* Rituale, Routinen und Handlungsweisen sind der Schlüssel zu mehr freier Zeit, mehr Genuss und sogar mehr Gesundheit! Oftmals folgen wir schlichten Verhaltensmustern, die wir als Kind erlernt oder beigebracht bekommen haben. Außerdem sind wir immerzu versucht, uns selbst und unsere Routinen den äußeren Alltagsabläufen anzupassen, statt die alltägliche Zeitplanung an unseren Bedürfnissen zu orientieren.

Alle drei Aspekte, unsere Prägung, die alltäglichen Abläufe und unsere direkte Umgebung, werden wir uns ansehen. Darin liegt der Schlüssel für die vorletzte Stufe des Kaizen, unserer »Veränderung zum Neuen«.

Bevor wir loslegen, halten wir uns noch mal vor Augen, warum diese drei Punkte unser Leben bestimmen, aber auch verändern können:

1. *Prägung:* Sie und jeder andere Mensch sind das »Produkt« der Menschen, von denen Sie den Großteil der Zeit umgeben sind. Sie denken vielleicht, Sie könnten sich diese Menschen aussuchen? Ja, doch selbst dann werden Sie sich nur mit den Menschen umgeben, mit denen Sie etwas gemeinsam haben und mit denen Sie sich wohlfühlen, so werden sich diese Eigenschaften gegenseitig noch verstärken – positive genauso wie negative. Wie auch die Familie, in die Sie hineingeboren wurden und die Sie irgendwann verlassen haben, Sie ebenso unweigerlich geprägt hat.

2. *Alltagsabläufe:* Denken Sie mal zurück bis in den Kindergarten. Wie sah da Ihr Tag aus? Und dann in der Grundschule, in der weiterführenden Schule, im Studium oder im Berufsalltag? In der Familie, in der Partnerschaft, im Fußballverein oder wo Sie sonst die meiste Zeit verbringen. Ihre Zeitfenster und die jeweilige Örtlichkeit entscheiden oftmals darüber, was Sie essen. Oft über Jahre oder sogar Jahrzehnte. Das prägt sich ein!

3. *Umgebung:* Jede Örtlichkeit hat ihre eigene Atmosphäre und Konfiguration von Gegenständen aller Art, die ganz spezielle Impulse auslösen können. Ein einfaches Beispiel: Übt die Keksdose oder die Schokolade auf der Küchentheke oder auf

dem Bürotisch einen Reiz auf Sie aus, den Sie nur schwer ignorieren können? Sicher tut sie das, und wenn es nicht die Keksdose oder die Schokolade ist, dann ist es irgendetwas anderes. So etwas ist ein einfaches Reiz-Reaktions-Muster, das letztlich die Grundlage unserer Gewohnheiten bildet. Unsere Entscheidungen werden also durch die jeweilige Umgebung ganz wesentlich beeinflusst.

Für jeden dieser drei Punkte, die unser Verhalten bestimmen und damit unsere Routinen und Gewohnheiten, existieren ausreichend Möglichkeiten, um sie zu Ihren Gunsten zu verändern. Zu Ihren Gunsten bedeutet mehr Genuss, mehr Gesundheit und mehr Selbstbestimmung. Diese Möglichkeiten sind keine neuen Hightech-Erfindungen aus dem Silicon Valley oder brandheiße Erkenntnisse aus der Ernährungspsychologie, sondern ganz einfache Werkzeuge, die jeder Mensch sehr einfach anwenden kann:

- *Erster Schritt: Beobachtung.* Um den kleinen und großen Fallen des Alltags auf den Grund zu gehen, müssen wir uns erst einmal bewusst beobachten. Was tun wir wann und warum? Beobachtung ist seit Jahrtausenden das Grundprinzip der Wissenschaft. Wir müssen nur genauer hinsehen und dokumentieren, was wir erkennen können. Und dann die richtigen Fragen stellen. Erforschen Sie sich selbst!
- *Zweiter Schritt: Analyse.* Ihre Beobachtungen des Alltags oder Ihrer Umgebung können interessante Einblicke liefern. Dazu müssen Sie ein bisschen weiter sehen, ob zwischen Ihren Beobachtungen und Ihrem Verhalten eine Verbindung besteht. Und wenn ja, welche? Wie oft greifen Sie zum Beispiel in die Keksdose und essen einen Keks, wenn Sie die Keksdose sehen? Was ist Ihre Erwartungshaltung?

- *Dritter Schritt: Planung.* Die beste Waffe gegen unbewusste Routinen ist die Planung. Sie selbst können am besten bestimmen, was Sie wann und wo machen wollen und können. Störende Einflüsse können Sie so vermeiden oder sogar komplett aus Ihrem Alltag raushalten. Eine Lösung könnte also sein, die Keksdose einfach aus dem Sichtfeld zu nehmen, damit Sie weniger Kekse essen. Ein weiteres einfaches Beispiel: Sie kommen jeden Tag auf Ihrem Weg zur Arbeit an einer Bäckerei vorbei und können nicht widerstehen, ein schön süßes und klebriges Teilchen zu kaufen? Planen Sie einen anderen Weg, der nicht an der Bäckerei vorbeiführt.
- *Vierter Schritt: Umsetzung.* Gestalten Sie Ihren Alltag und Ihre Umgebung neu. Gemeinsam mit Ihrer Partnerin oder Ihrem Partner. Mit Ihrer Familie oder Wohngemeinschaft. Machen Sie daraus ein Projekt, die halbe Miete haben Sie durch Ihre Beobachtung, Analyse und Planung ja schon eingefahren! Und wie Ihnen das alles gelingen kann, besprechen wir auf den nächsten Seiten.

Beobachtung

Waren Sie schon einmal bei einer professionellen Ernährungsberatung? Vielleicht ja, vielleicht auch nicht, und vielleicht denken Sie auch nur, dass Sie schon einmal bei einer waren. Warum frage ich das?

Nun, zum einen ist die Berufsbezeichnung »Ernährungsberater(in)« in Deutschland nämlich bis heute gesetzlich nicht geschützt. Das bedeutet, dass sich jeder so nennen kann, wenn sie oder er meint, Ernährungsberatungen durchführen zu können. Sie erkennen allerdings immer leicht, ob jemand seriöse Ernährungsberatung betreibt, wenn Sie die Praxis nach einem ausführlichen Erstgespräch mit einem Ernährungsprotokoll verlassen.

Ernährungsprotokolle sind zugegebenermaßen nicht die aufregendste Sache der Welt, aber eine der nützlichsten, wenn es um Ihre Ernährung und um Ihre Gesundheit geht. Ganz schlicht deshalb, weil Sie so auf einfache Weise für sich festhalten, was Sie über den Tag verteilt essen. Untersuchungen zeigen nämlich, dass man schon 24 Stunden später nicht mehr in der Lage ist, sich ohne Weiteres selbst zu erinnern, was einen Tag zuvor auf dem Teller war. In großen Ernährungsstudien werden zwar oftmals der Praktikabilität wegen rückblickend die Mahlzeiten der letzten 24 Stunden abgefragt (ein sogenannter 24-Stunden-Recall), doch das funktioniert nur mit geschulten Interviewern, die gezielte Fragetechniken anwenden.

Für die Erforschung Ihres Ernährungstages können Sie einfach die folgende Protokollvorlage verwenden. Sie können natürlich auch diverse Apps nutzen, die auch zuhauf angeboten werden, aber nicht immer ihren Zweck erfüllen.

Für ein einfaches Ernährungsprotokoll ist auch die App des Bundeszentrums für Ernährung »Was ich esse« empfehlenswert, da sie keine Registrierung oder persönliche Daten erfordert.

Mein Tipp ist allerdings, dass Sie mindestens zwei oder drei Tage Protokoll führen. Jeder Tag ist ein bisschen anders, daher ist es sinnvoll, mindestens einmal am Wochenende sämtliche Mahlzeiten und Snacks aufzuschreiben und ein- oder zweimal an einem typischen Tag unter der Woche. Falls Sie glauben, überhaupt kein Gefühl für Ihre Ernährung zu haben, wäre der Königsweg, Sie beobachten eine gesamte Woche, was Sie essen, dann haben Sie tatsächlich einen Rundumblick.

Doch worauf es wirklich ankommt, sind nicht die Kalorien oder ob Sie am Abend mal eine ganze Tafel Schokolade gegessen haben. Worauf es ankommt, ist, dass Sie sich selbst gegenüber ehrlich sind, was, wie viel und warum Sie etwas gegessen haben. So können Sie wichtige Informationen für die Analyse im nächsten Schritt sammeln.

Das Ziel ist es auch nicht, einzelne Lebensmittel hinterher auf die Verbotsliste zu setzen, sondern die Menge und Häufigkeit aller Lebensmittel in Ihrem Alltag so anzupassen, dass Sie aus der neu geschaffenen Ordnung in Ihrem Kühlschrank und in Ihrer Speisekammer heraus eine gesunde und nachhaltige Ernährungsweise verfolgen können – und zwar ohne große Mühen und mit bewusstem Genuss.

Tipp: Kopieren oder fotografieren Sie das leere »Ernährungsprotokoll für einen Tag« einmal und drucken Sie es so oft aus, wie Sie es für die Anzahl der Tage brauchen. Behalten Sie die Kopie oder das Foto für spätere Phasen, in denen Sie mal wieder einen Check-up machen! Und: Wenn Sie sowieso schon aufgeschrieben haben, was und wieviel Sie gegessen haben, dann können Sie einen Abgleich mit der Planeten-Ernährung machen. Für einen schnellen Überblick hier nochmal die Hauptlebensmittelgruppen. Wo haben Sie etwas zu viel oder zu wenig gegessen?

Lebensmittel	Menge pro Woche in Gramm	Ihre Menge aus dem Protokoll?
Milchprodukte (Vollmilch oder aus dieser Menge hergestellte Produkte	1750 (0 bis 3000)	
Fleisch	300 (0 bis 600)	
Eier	91 (0 bis 175)	
Gemüse	2100 (1400 bis 4200)	
Obst	1400 (700 bis 2100)	
Vollkorngetreide	1624	
Stärkehaltiges Gemüse (z. B. Kartoffeln, Maniok)	350 (0 bis 700)	
Süßigkeiten und Zucker	232	

Ernährungsprotokoll für einen Tag

Datum: _____

Uhrzeit	Menge	Lebensmittel/Getränke	Anmerkung
Frühstück			**Warum gegessen?** ☐ Gewohnheit ☐ Hunger ☐ Langeweile ☐ Stress ☐ Lust, Freude ☐ Sonstiges: **Danach war ich** ☐ satt ☐ »pappsatt« ☐ hungrig
Zwischenmahlzeit			**Warum gegessen?** ☐ Gewohnheit ☐ Hunger ☐ Langeweile ☐ Stress ☐ Lust, Freude ☐ Sonstiges: **Danach war ich** ☐ satt ☐ »pappsatt« ☐ hungrig
Mittagessen			**Warum gegessen?** ☐ Gewohnheit ☐ Hunger ☐ Langeweile ☐ Stress ☐ Lust, Freude ☐ Sonstiges: **Danach war ich** ☐ satt ☐ »pappsatt« ☐ hungrig
Zwischenmahlzeit			**Warum gegessen?** ☐ Gewohnheit ☐ Hunger ☐ Langeweile ☐ Stress ☐ Lust, Freude ☐ Sonstiges: **Danach war ich** ☐ satt ☐ »pappsatt« ☐ hungrig
Abendessen			**Warum gegessen?** ☐ Gewohnheit ☐ Hunger ☐ Langeweile ☐ Stress ☐ Lust, Freude ☐ Sonstiges: **Danach war ich** ☐ satt ☐ »pappsatt« ☐ hungrig

Der zweite Schritt zur Beobachtung zielt auf den Ort oder die Aktivität, wo beziehungsweise während derer Sie regelmäßig etwas essen. Auch dafür finden Sie auf der übernächsten Seite eine Protokollvorlage, die Sie am besten an denselben Tagen ausfüllen, an denen Sie Ihr Ernährungsprotokoll nutzen.

Sie sehen so, wo oder was Sie möglicherweise zu Kauf- und Essentscheidungen verleitet, die Sie manchmal auch bereuen. Die Betonung liegt auf »manchmal«, denn wie Sie schon bei dem Ernährungsprotokoll gesehen haben, gibt es selbstverständlich meistens gute Gründe, warum wir etwas essen. Zum Beispiel, weil wir Hunger haben oder weil es uns Lust, Freude oder etwas anderes Positives vermittelt.

Problematischer ist es da schon, wenn wir aus Stress oder Langeweile essen und das möglicherweise auch noch zu einer Gewohnheit wird. Der große Erkenntnisgewinn bei dieser Übung liegt darin, dass Sie wirklich aufschreiben, wo oder/und bei welcher Aktivität Sie etwas gegessen haben.

Sie können auch dieses kleine Protokoll ein paarmal kopieren und mit anderen Menschen in Ihrem Haushalt in die Beobachtung gehen. Das ist nicht nur sinnvoll, weil es zu zweit oder mehreren einfach mehr Motivation gibt, sondern auch, weil Sie sich darüber austauschen können. Und es steigert nicht nur die Ehrlichkeit gegenüber uns selbst, sondern im Austausch finden sich oftmals viel besser neue Ansätze, um die jeweilige Ursache für ein Verhalten zu entdecken und ein neues zu erlernen.

Noch mal kurz zusammengefasst, was wir aus der Beobachtungsphase für uns rausziehen können:

- Sie haben einen Überblick darüber, was und wie viel Sie in etwa essen. Sie haben auch notiert, warum Sie etwas gegessen haben. Wenn Sie sich also noch einmal an die Ursachen für Gewohnheiten und Verhaltensroutinen zurückerinnern, dann werden Sie bei der Analyse Ihres Protokolls schnell wiederkehrende Lebensmittel und Beweggründe finden, die Sie womöglich in Zukunft bewusster auswählen werden. Und dabei kommt auch noch der nächste Punkt zum Tragen.

- Sie haben nun nicht nur einen Überblick über die Lebensmittel und die Menge, die Sie regelmäßig essen, Sie haben auch Ihren Alltag näher betrachtet. Dies ist der zweite entscheidende Faktor, um überhaupt einen einigermaßen objektiven Überblick gewinnen zu können. Stellen Sie sich vor, Sie leben seit Geburt auf einer großen Insel, wissen aber nicht, wie weit die nächste Insel oder das Festland entfernt sind. Dazu müssen Sie zwangsweise die Insel verlassen. Ähnlich ist es auch mit unserem Alltag, in dem wir fast wie auf einer Insel gefangen sind. Nur selten ergibt sich die Möglichkeit, diese Alltagsinsel zu verlassen. Und oftmals wollen wir das auch gar nicht unbedingt, denn es kostet uns einiges an Energie und Aufwand, diese Schritte zu gehen. **Hinweis für das Ort-Aktivität-Zeit-Protokoll: Wenn Sie das Protokoll ausfüllen, dann notieren Sie den Ort, an dem Sie sich gerade befinden, und die Aktivität, die Sie dort ausüben, zum Beispiel Küche/Abendessen oder Bäckerei/Heimweg. Dazu notieren Sie in der nächsten Spalte die Uhrzeit und in der weiteren Spalte die Lebensmittel oder Getränke, die Sie zu sich genommen haben. Wenn Sie auch noch die Energiedichte ergänzen wollen, um mögliche Kalorienbomben zu erkennen, dann nutzen Sie die Nährwerttabelle von verpackten Produkten (siehe Seite 52), oder Sie suchen ein vergleichbares Produkt in der Checkliste ab Seite 165 heraus. Und ganz wichtig ist auch die letzte Spalte, wo Sie kurz reflektieren, warum Sie etwas gegessen haben. Dann geht's weiter mit der Analyse!**

Ort-Aktivität-Zeit-Protokoll für einen Tag

Datum: _____

Ort und Aktivität	Uhrzeit	Lebensmittel/Getränke/Energiedichte	Anmerkung
			Warum gegessen? ☐ Gewohnheit ☐ Hunger ☐ Langeweile ☐ Stress ☐ Lust, Freude ☐ Sonstiges: _____
			Warum gegessen? ☐ Gewohnheit ☐ Hunger ☐ Langeweile ☐ Stress ☐ Lust, Freude ☐ Sonstiges: _____
			Warum gegessen? ☐ Gewohnheit ☐ Hunger ☐ Langeweile ☐ Stress ☐ Lust, Freude ☐ Sonstiges: _____
			Warum gegessen? ☐ Gewohnheit ☐ Hunger ☐ Langeweile ☐ Stress ☐ Lust, Freude ☐ Sonstiges: _____
			Warum gegessen? ☐ Gewohnheit ☐ Hunger ☐ Langeweile ☐ Stress ☐ Lust, Freude ☐ Sonstiges: _____

Analyse

Kommen wir nun zur Analyse Ihrer Beobachtungen. Stellen Sie sich zunächst folgende Fragen und notieren Sie in ein paar Worten Ihre Gedanken oder Antworten:

1. Welche Lebensmittel oder Mahlzeiten habe ich täglich oder mehrmals die Woche gegessen? Frische oder fertige Produkte?

_____

_____

_____

2. Wie viel habe ich davon etwa gegessen? Wie viele Gramm, Kilogramm oder Kalorien?

_____

_____

_____

3. Wo habe ich meistens gegessen? Zum Beispiel unterwegs, in Kantinen, am Schreibtisch oder zu Hause?

_____

_____

_____

4. Warum habe ich sie meistens gegessen? Zum Beispiel aus Gewohnheit, Hunger, Langeweile, Stress, Lust oder Freude am Essen?

_____

_____

_____

Was haben Sie für sich herausgefunden? Ich kann Ihnen versprechen, dass es gar nicht auf das Kalorienzählen oder jedes einzelne Lebensmittel ankommt, das Sie gegessen haben.

Wir haben ja bereits beim Kühlschrank-Detox das Prinzip der Energiedichte angesprochen. Dieses Prinzip erweist sich als äußerst nützlich, denn wie Sie ja dort schon gesehen haben, sind bestimmte Lebensmittel von sehr geringer Energiedichte und manche andere von besonders hoher. Bei verpackten Lebensmitteln verrät Ihnen schon die Nährwerttabelle auf der Verpackung, wie viele Kilokalorien pro 100 Gramm enthalten sind. Ansonsten finden Sie auch im Internet unter https://de.openfoodfacts.org/ eine sehr umfangreiche Quelle für Nährwertinformationen von nahezu allen Produkten, die Sie in einem Supermarkt kaufen können.

Worauf es jetzt ankommt, ist aber zunächst die Ursachenforschung. Warum und wo haben Sie welches Lebensmittel gegessen? Diese drei Punkte haben Sie bereits beantwortet.

Konnten Sie daraus ein Muster erkennen? Ist es eher ein Schokoriegel, ein Apfel, oder essen Sie regelmäßig zwei bis drei Semmeln zum Frühstück oder Abendessen? Ganz egal, was Sie häufig oder selten, viel oder wenig essen, die Grundregel lautet: Was Sie nicht täglich in großen Mengen essen, verteilt sich über die Woche betrachtet auf mehrere Tage. Was Sie aber täglich essen, addiert sich täglich auf und erhöht auch pro Woche die gesamte Energiebilanz.

Ihr täglicher Energieverbrauch

Wie können Sie dieses Wissen für sich nutzen? Ganz einfach: Rechnen Sie einmal aus, wie viel Energie Sie etwa am Tag benötigen – den sogenannten Grundenergieumsatz. Dazu multiplizieren Sie einfach Ihr Körpergewicht mit der Anzahl der Stunden, nach der Formel auf der nächsten Seite:

Ihr täglicher Energieverbrauch =
Körpergewicht in kg ___ × 24 = _____

Für einen 80 Kilogramm schweren Menschen wären das zum Beispiel pro Tag 1920 Kilokalorien, die er mindestens benötigt. Je nachdem, ob er eine sitzende, stehende oder gehende Tätigkeit hat, kann das Ergebnis auch noch mal mit 1,25 für eine überwiegend liegende und sitzende Tätigkeit multipliziert werden. Mit 1,45 für eine sitzende Tätigkeit mit ein paar Mal Aufstehen. Und mit 1,65 für eine sitzende und stehende Tätigkeit oder 1,85 für stehende und gehende Tätigkeiten, zum Beispiel im Verkauf. Bauarbeiter und Landwirte oder Berufssportler können sogar auf mehr als den doppelten Energieverbrauch kommen. Dann können Sie sogar den Grundenergieumsatz mit 2,25 multiplizieren.

Nehmen wir also an, der 80 Kilogramm schwere Mensch arbeitet im Büro und sitzt meistens, geht ab und zu mal zum Kopiergerät oder zur Toilette. Dann würden wir also 1920 × 1,45 rechnen und kämen auf einen Gesamtenergiebedarf von 2784 Kilokalorien.

Nun müssen Sie wie gesagt nicht jede Kalorie zählen, und die Berechnung ist auch nur eine grobe Orientierung, aber genau darum geht es ja. Wir brauchen ein Orientierungssystem!

Und das geht so: Nehmen wir an, eine Mahlzeit hat 300 bis 500 Kilokalorien, dann können Sie fünf- bis neunmal am Tag eine solche Mahlzeit oder einen Snack mit 500 beziehungsweise 300 Kilokalorien essen. Für eine Hauptmahlzeit wäre diese Größenordnung auch realistisch, doch auch ein Snack kann es in sich haben. Eine Tafel Schokolade mit 100 Gramm kommt zum Beispiel schon auf 537 Kilokalorien. Zartbitterschokolade mit 70 Prozent Kakaoanteil schlägt sogar mit 585 Kilokalorien zu Buche, weil mehr Kakaobutter und damit mehr Fett enthalten ist. Ein Apfel mit 70 Gramm hingegen kommt auf gerade einmal 38 Kilokalorien. Für einen Apfel könnten Sie also nur 7 Gramm Schokolade eintauschen. Ein Apfel bewirkt aber unter Umständen aufgrund seines Volumens und der in Magen und Darm aufquellenden Ballaststoffe einen stärkeren Sättigungseffekt.

Das Prinzip lautet also: Wenn Sie wissen, was Sie wann essen und warum, dann können Sie jetzt auch das »Wie viel« einschätzen. Und vor allem, ob es zu viel, vielleicht sogar zu wenig oder genau passend ist.

Nehmen wir mal an, Sie haben beobachtet, dass Sie jeden Tag zum Kaffee am Nachmittag im Büro ein paar Kekse essen. Eine klassische Routine, die wohl jeder so oder so ähnlich schon erlebt hat. Ein Butterkeks mit 25 Gramm enthält zum Beispiel rund 100 Kilokalorien. So können Sie es vermutlich auf jeder Verpackung ablesen. Es ist nun leicht abzuschätzen, dass ein Keks überhaupt kein Problem darstellt. Zwei oder drei ebenfalls nicht, wenn Sie sich täglich etwas bewegen. Doch wenn es mehr als fünf Kekse werden, dann erlangt die Kalorienaufnahme schon die Größenordnung einer Hauptmahlzeit. Was sind also Ihre Kalorienfallen im Alltag?

Ihre persönlichen Top 10 der größten alltäglichen Kalorienquellen

Nehmen Sie sich daher jetzt noch einmal gezielt die Lebensmittel vor, die Sie bereits vorher identifiziert haben, weil Sie sie häufiger oder sogar täglich essen. Und notieren Sie in der Tabelle auf der nächsten Seite, wie viel Sie davon in der Regel zu sich nehmen und wie viel Sie zukünftig davon essen wollen. Das ist Ihr Reduktionsziel dieses spezifischen Lebensmittels, das Sie beim nächsten Einkauf nicht überschreiten sollten.

Ihr Kriterium ist dabei ganz einfach wieder die Energie-

dichte. Schauen Sie genau hin und optimieren Sie die Portions-
menge so, dass Sie bei Hauptmahlzeiten nur in Ausnahmefäl-
len über insgesamt 500 Kilokalorien kommen und bei Snacks
nicht über 250 bis 300 Kilokalorien , wenn es geht sogar unter
150 Kilokalorien pro 100 Gramm. Sie müssen bestimmt nicht
komplett auf Kaffee mit Keksen verzichten, oder was auch immer Ihnen täglich Genuss bereitet. Doch vielleicht können Sie
die Dosis auf ein verträgliches Maß anpassen?

Beispiel zum Ausfüllen der Tabelle: Sie sehen, dass Sie täglich
5 Kekse zum Kaffee genießen, was 500 Kilokalorien aus-
macht. Mit zwei bis drei Keksen sollten Sie also bereits das Op-
timum zwischen Genussfaktor und Energieaufnahme erreicht
haben.

Mit Ihrer persönlichen Top-10-Liste der Lebensmittel, die
Sie am häufigsten essen, werden wir im nächsten Schritt auch
Ihre neue Küchenordnung mit den neu gewonnenen Erkennt-
nissen kombinieren. Gleichzeitig kaufen Sie zukünftig nicht
mehr Mengen ein, als Sie davon essen wollen, auf eine Woche
hochgerechnet.

Top 10 meiner am häufigsten gegessenen Lebensmittel

Lebensmittel 1:	Menge:	Menge neu:
Lebensmittel 2:	Menge:	Menge neu:
Lebensmittel 3:	Menge:	Menge neu:
Lebensmittel 4:	Menge:	Menge neu:
Lebensmittel 5:	Menge:	Menge neu:
Lebensmittel 6:	Menge:	Menge neu:
Lebensmittel 7:	Menge:	Menge neu:
Lebensmittel 8:	Menge:	Menge neu:
Lebensmittel 9:	Menge:	Menge neu:
Lebensmittel 10:	Menge:	Menge neu:

Tipp: Mit den Top 10 und Mahlzeitenkontrolle zum gesunden und nachhaltigen Körpergewicht

Die Erkenntnisse sollen Ihnen zwar nur aufzeigen, wo Sie im Alltag eine neue Gewohnheit einüben können, um nicht mehr Energie aufzunehmen, als Sie verbrauchen, sodass Sie das Risiko für Übergewicht und sämtliche damit verbundenen Folgeerkrankungen senken. Sie können Ihre Erkenntnisse aber auch nutzen, um Ihr Gewicht wieder in den Griff zu kriegen. Die Methoden heißen ganz einfach »Meal Skipping« oder »Dinner Cancelling«.

Neudeutsch ist das nichts anderes als das bekannte Intervallfasten, nur dass Sie sich beim Intervallfasten eine strikte Zeitvorgabe setzen, in der Sie nichts essen. Das ist für viele Menschen leider auch der Grund, warum sie irgendwann dann wieder damit aufhören. Dann kommt der bekannte Jo-Jo-Effekt, die Pfunde kommen zurück auf die Hüften, als gäbe es eine magnetische Anziehungskraft.

Ein weiterer Nachteil: Während des Intervallfastens beschäftigen sich die meisten Menschen nicht wirklich mit ihrer Ernährungsweise, sondern essen in den erlaubten Zeitfenstern einfach munter weiter, was sie sonst auch essen. Der Lerneffekt ist gleich null, das Rückfallrisiko groß.

Sie haben aber nun einen Einblick in Ihre Ernährungsweise bekommen, die es Ihnen ermöglicht, einen Schritt weiter zu gehen. Zum einen können Sie gezielt bei Ihren Top 10 der größten Kalorienquellen im Alltag eingreifen. Sie können aber auch gezielt beim Frühstück, Mittagessen oder Abendessen einfach einmal am Tag aussetzen.

Sie werden dadurch nicht vor Hunger sterben, aber wie Sie bei der Berechnung des Kalorienbedarfs gesehen haben, sparen Sie so bis zu 500 Kilokalorien pro Tag, solange Sie das nicht an anderer Stelle wieder nachholen. Mit einer Einsparung von 500 Kilokalorien pro Tag sparen Sie rein rechnerisch in einer Woche die Kalorien von knapp einem halben Kilogramm Fett ein. Mit etwas täglicher Bewegung kommen Sie auf diese Weise langfristig und auf gesunde Weise zu einem nachhaltigen Gewichtsverlust.

Wichtig ist dabei auch, dass Sie Ihrem Körper immer genügend Zeit geben, um die Nahrung zwischen den Mahlzeiten zu verstoffwechseln. In meinem

Buch *Das Geheimnis des gesunden Alterns* empfehle ich dazu eine ganz einfache Methode: Stellen Sie sich den Wecker oder einen Timer nach jeder Mahlzeit oder einem Snack immer auf zwei bis drei Stunden später. In dieser Zeit essen Sie einfach nichts. Orientieren Sie sich immer an der Wartezeit bis zum nächsten Essen als festen Fixpunkt, das hilft auch, wenn eine »Fressattacke« droht. Denn das spontane Gefühl, etwas essen zu müssen, lässt in der Regel nach etwa drei bis fünf Minuten wieder nach, rein natürlich.

Auch wenn Sie in einer Partnerschaft oder Familie den Alltag teilen, so können Sie versuchen, die Mahlzeitenfrequenz für alle so zu planen, dass genügend Zeit zwischen den Mahlzeiten bleibt, damit der Stoffwechsel ausreichend Zeit für die Verarbeitung hat. Wenn zwischendurch Hunger aufkommen sollte, so finden Sie im »Snack-Kompass« ab Seite 121 genügend Anregungen, damit Sie und auch sonst niemand während der Esspausen hungern muss.

Probieren Sie es einmal aus!

Planung

Die beste Möglichkeit, zukünftig bewusster zu essen und zu leben und Ordnung in den Kühlschrank zu bekommen, ist ein bisschen Planung. Ich sage bewusst »ein bisschen«, denn wie Sie sicherlich wissen, lässt sich nicht alles bis ins Detail planen, und es sollte immer auch Raum für etwas Spontaneität und Kreativität bleiben.

Dennoch hilft Planung dabei, einen eingeschlagenen Weg auch weiterzugehen oder anzupassen, um letztlich auch an das gesetzte Ziel zu gelangen. Wie ich schon zu Beginn des Buches zu den zwei Wegen für eine dauerhafte Verhaltensänderung schrieb, ist neben der Anpassung der situativen Umstände im ersten Schritt ein konkreter Umsetzungsplan im zweiten

Schritt notwendig, damit der dauerhafte Erfolg möglich ist. Nach zwei Monaten können Sie auf diese Weise neue Routinen so verinnerlichen, dass Sie auch konstant dabeibleiben!

Ich möchte hier deshalb auf drei Aspekte eingehen, die Sie mit Ihrer Vorarbeit aus den vorangegangenen Schritten einfach für Ihre Planung berücksichtigen können. In einem weiteren Schritt zur Umsetzung folgen dann nochmals konkretere Tipps und Tricks, die den Alltag erleichtern sollen.

Wochenplanung –
Mit Überblick die Oberhand gewinnen

Sie haben in der Aufstellung der Planeten-Ernährung schon gesehen, wie viel von welchem Lebensmittel pro Person für Körper und Planet in einer Woche verträglich ist. Für eine bessere Übersicht und Orientierung ist es unerlässlich, dass Sie Ihre Woche und gegebenenfalls die Ihrer Familie im Voraus planen. Dazu müssen zwei Dinge bekannt sein. Wer is(s)t während der Woche wann und wo? Und gibt es bestimmte Vorlieben?

Die erste Frage lässt sich leicht beantworten, indem Sie in der Küche einen der praktischen Familienkalender an die Wand hängen, wo jeder eine Spalte im Monat bekommen kann und seine Termine einträgt. Oder Sie nutzen eine gemeinsame Kalender-App, das funktioniert auch.

Außerdem ist es eine hervorragende Idee, für die gemeinsamen Mahlzeiten feste Essenszeiten einzuplanen. Auch wenn diese nicht immer oder von allen eingehalten werden können, ist es ein Fixpunkt, an dem man sich zumindest immer wieder orientieren kann. Aus der Verhaltensforschung wissen wir, dass dieser als »Anker-Effekt« beschriebene psychologische Mechanismus uns unterbewusst regelrecht steuern kann und wir uns dann mehr bemühen dranzubleiben. Nutzen Sie also fest vereinbarte Essenszeiten sowohl für sich selbst als auch für Ihre Familie oder sonst in Partner- oder Wohngemeinschaft lebende Menschen im gemeinsamen Haushalt.

Die zweite Frage nach den Vorlieben ist eine sehr persönliche Sache und wird umso komplexer, je mehr Menschen zu versorgen sind. Es könnte sein, dass es sich nur um einzelne Lebensmittel handelt, weil jemand eine Allergie (zum Beispiel gegen Weizen-, Milch- oder Sojaeiweiß) oder Unverträglichkeit (zum Beispiel gegen Gluten beziehungsweise eine Laktose- oder Fruktoseintoleranz) hat. Oder weil es einfach jemandem nicht schmeckt. Im Extremfall kann es auch sein, dass es unterschiedliche Ernährungsweisen gibt, zum Beispiel wenn jemand sich vegan ernährt und tierische Lebensmittel somit tabu für ihn sind. Hier kommt die Diplomatie ins Spiel. Sie ist die Kunst, alle Interessen möglichst zu berücksichtigen, ohne dass alles in einem Riesenstreit endet.

Einzelne Zutaten oder Lebensmittel können getrennt zubereitet werden und anschließend nach Bedarf aus einer gesonderten Schüssel genommen werden. Oder umgekehrt können einzelne Bestandteile der Mahlzeit schon einmal portionsweise beiseitegestellt werden, bevor die entsprechende für manche Personen nicht erwünschte oder verträgliche Zutat hinzugefügt wird.

Das alles hört sich zunächst aufwendiger an, als es eigentlich ist, denn mit ein bisschen Übung wird es immer selbstverständlicher, zeitsparender und einfacher.

Wenn Sie nun die Übersicht haben, wer sich wann wo befindet und wie viele gemeinsame Mahlzeiten es gibt, dann können Sie sich an die Auswahl von Rezepten machen. Dazu können Sie Rezepte aussuchen oder frei nach Erfahrung kombinieren (wie Sie auch einfach ohne Rezepte kombinieren können, erfahren Sie im Schritt »Umsetzung«). Eine Wochenplanung könnte dann zum Beispiel so wie in der Tabelle aussehen.

Wochenplanung der Mahlzeiten

Tag	Frühstück	Hauptmahlzeit	Dritte Mahlzeit
Montag	Brot mit Belag nach Wahl plus Tomate und Gurke	Linsendahl mit Kartoffelstücken und Salat	Alle außer Haus, Reste vom Wochenende
Dienstag	Hafer-Porridge mit Nüssen und Apfel	Brokkoli-Käse-Suppe mit Brot	Snack am Nachmittag: Obst, Müsli, Keks oder Kuchen
Mittwoch	Fruchtpüree mit Haferflocken, dazu ein Glas Milch oder Pflanzen-Drink	Frikadelle oder Bratling mit Feldsalat und gebratenem Sellerie	Selbstgemachte Müsli-Riegel zum Tee oder Kaffee
Donnerstag	Brot mit Belag nach Wahl plus Tomate und Gurke	Nudel-Gemüse-Pfanne mit Hähnchenstreifen	Restliche Suppe vom Dienstag aufwärmen, mit Brot
Freitag	Hafer-Nuss-Müsli mit frischem Obst	Polenta mit Fenchelgemüse und Fisch	Alle außer Haus, Reste vom Vortag
Samstag	Rührei mit Speck auf Brot mit Rucolasalat	Pasta mit Pesto und Parmesan und Rucolasalat	Restliche Polenta mit Salat und einem Ei
Sonntag	Brot mit Belag nach Wahl plus Tomate und Gurke	Braten mit Kartoffeln und Kraut	Snack am Nachmittag: Obst, Müsli, Keks oder Kuchen

Die Erfahrung zeigt, dass Sie in der Regel zehn bis zwanzig Rezepte oder Mahlzeiten benötigen, von denen Sie wissen, dass Sie und die anderen Haushaltsmitglieder diese gerne mögen. Um kontinuierlich mehr Abwechslung in den Speiseplan zu bringen, sollten Sie ein- bis zweimal im Monat neue Rezepte oder Mahlzeiten ausprobieren und in Ihr Repertoire aufnehmen, wenn sie gut ankommen. So erweitern Sie stetig Ihren Grundbestand an Rezepten, und die Wochenplanung fällt somit immer leichter. Praktische Rezepte-Apps können heute auch sehr gut funktionieren, wobei die Auswahl manchmal überfordern mag.

Durch die Auswahl möglichst vieler frischer Lebensmittel können Sie einen hohen Gesundheitswert sicherstellen. Außerdem sparen Sie sich mit großer Wahrscheinlichkeit durch eine

Wochenplanung einiges an Geld, das Sie sonst für Spontankäufe oder für fertige Zutaten und Gerichte ausgeben würden, was am Ende meist teurer ist, als wenn Sie selbst Hand anlegen.

Bevor wir uns noch mal an die konkreten Einkaufsmengen zur Einkaufsplanung machen, gehen wir im nächsten Schritt erst auf die Alltagsplanung ein. Denn dort lauern ja bekanntlich die eigentlichen »Kalorienfallen«, die Sie durch das Ernährungsprotokoll und Ihre Alltagsanalyse nun bereits eindeutig identifiziert haben. Also, warum entschärfen wir sie nicht einfach?

Alltagsplanung – Die »Hotspots« umgehen!

Sie können nun aus der Wochenplanung heraus für sich und auch für jedes andere Mitglied Ihres Haushalts einen echten Vorteil ziehen. Dafür muss allerdings jeder auch bereit sein, mit seinen Gewohnheiten zu brechen. Wie neue Handlungsweisen am besten gelingen können, dazu kommen wir noch. Hier geht es nun erst mal darum, wie Sie durch die Planung Ihrer alltäglichen Abläufe gesünder und nachhaltiger leben können. Durch die Planung der gemeinsamen Wochenmahlzeiten haben Sie schon mal eine gute Grundlage geschaffen, was aber tun Sie, wenn Sie sich außerhalb der Sicherheitszone der eigenen vier Wände bewegen – oder auch im Urlaub? Dort, wo an jeder Ecke eine Bäckerei, ein Restaurant oder ein »Snack to go« auf Sie lauern?

Ich gebe Ihnen ein Beispiel aus meinem Leben. Ich erkannte nach einer Analyse meines täglichen Ernährungsverhaltens, dass ich auf dem Weg zur Arbeit täglich an einer Bahnhofsbäckerei vorbeikam. Dort holte ich mir wie von Geisterhand gesteuert jeden Morgen einen Muffin und einen Coffee to go, den ich gern noch zusätzlich mit etwas Haselnusssirup aufpeppte. Nicht genug, dass ich so bei einem Gesamtpreis von

3,50 Euro etwa 70 Euro im Monat ausgab, ich nahm zusätzlich täglich noch mal rund 400 bis 600 Kilokalorien auf. Wenn ich einmal pro Woche aus purer Lust und Genuss den Boxenstopp beim Bäcker eingelegt hätte, wäre das sicher kein Problem. Doch aus reiner Gewohnheit täglich Geld und Kalorien zu verschwenden kann sich mittel- bis langfristig zu einem Problem auswachsen. Man mag denken, das ist ja immer noch besser als Zigaretten oder Alkohol, doch zu viel Kalorien sind dauerhaft genauso schädlich, wenn es um Herz-Kreislauf- und Krebserkrankungen oder Diabetes geht. Was tat ich also?

Ich überlegte, ob ich nicht einfach am Bäcker vorbeigehen konnte. Das gelang mir aber nicht, die Anziehungskraft war zu groß und der Gedanke an einen warmen Kaffee mit Muffin zu verlockend. Ich hätte einfach einen anderen Weg wählen können. Das ging allerdings auch nicht, es sei denn, der Bahnhof würde extra für mich umgebaut werden. Da dies sehr unwahrscheinlich war, nahm ich stattdessen einen Apfel mit. Allerdings war auch das nicht von Erfolg gekrönt. Der Apfel war in der Laptop-Tasche und blieb auch bis zum späten Nachmittag dort. Ich kam auf die Idee, den Apfel bereits mit vollem Bewusstsein zu essen, sobald ich aus der U-Bahn ausstieg, die mich zum Bahnhof brachte. Erst dann, als ich den Apfel in der Hand hielt und aß, ging ich ohne das innere Bedürfnis nach Kaffee und Muffin an der Bahnhofsbäckerei vorbei.

Das war zugegebenermaßen ein langer Weg zum Erfolg, aber was daran deutlich werden soll, ist, dass Sie sich und Ihr Bewusstsein zuweilen regelrecht »austricksen« müssen.

Es geht aber auch viel einfacher, folgen Sie diesem »(De)eskalationsplan«:

- Haben Sie mit Ihrem Aktivitätsprotokoll einen »Hotspot« ausfindig gemacht, wo Sie täglich snacken? Versuchen Sie, diesen Ort aus Ihrem Alltag zu eliminieren. Wählen Sie einen Umweg oder einen anderen Ort, um zu tun, was Sie tun müssen.

- Haben Sie keine Ausweichmöglichkeit? Halten Sie Ihre Hände und Ihren Kopf beschäftigt, indem Sie bereits eine Alternative in der Hand oder im Mund haben (Apfel-Beispiel) oder Ihren Kopf, besser gesagt Ihr Gehirn, ablenken. Letzteres könnten einfache Dinge wie Musik oder Podcasts hören sein. Oder Sie wählen zukünftig eine Begleitung aus, die den gleichen Weg hat, mit der Sie so vertieft in einer Unterhaltung stecken können, dass Sie einfach gar nicht erst auf falsche Gedanken kommen.

- Haben die ersten beiden Methoden nicht funktioniert? Dann können Sie noch radikal die Ressourcen oder den Zugang zu den Ressourcen beschränken, die Sie brauchen, um Ihren Lust-Moment zu erfüllen. Ohne Kleingeld kein Snack beim Bäcker? Nehmen Sie nur eine EC-Karte mit oder bewahren Sie Ihre Geldbörse dort in der Tasche auf, wo sie am schlechtesten zugänglich ist. So haben Sie bereits beim Gedanken an das Herauskramen keine Lust mehr auf einen Snack. Sie haben im Büro immer wieder unbändige Lust, in die Keksdose zu greifen? Stellen Sie sie aus dem Sichtfeld oder direkt in einen Schrank. Wenn das nicht hilft, verbannen Sie sie ganz aus dem Büro und packen Sie nur einen Snack von zu Hause ein (siehe auch die Liste für Snack-Alternativen im nächsten Teil zur Umsetzung).

Einkaufsplanung – Weniger ist mehr, auch wenn es am Anfang Zeit kostet!

Jetzt kommen wir zu einem Kernstück von »Magic Eating«: der Einkaufsplanung. Sie wissen bereits, welche Gerichte für die Woche eingeplant sind. Sie haben auch eine Ahnung, wer was und wann außer Haus i(s)st. Egal, ob Sie nach Rezept kochen oder eher Freestyle-Koch oder -Köchin sind, hier geht's nun noch mal um den puren Sinn der Planung, denn Supermärkte sind so eine Sache. Was glauben Sie, wie viele Lebensmittel Sie zum Überleben benötigen? Kreuzen Sie einmal an, was Sie meinen:

5   ☐
50   ☐
500   ☐

In den Regalen finden Sie wie gesagt bis zu 40 000 Produkte. Dabei sind natürlich sämtliche Marken und Anbieter eines Erdbeerjoghurts genauso mitgezählt wie die unterschiedlichen Haushaltswaren. Doch im Vergleich zu einem Supermarkt der Nachkriegszeit sind das schon zehnmal mehr Produkte, damals waren es etwa 4000. Heute hat bereits ein Discounter diese Anzahl von Produkten, sogar ein Biomarkt kommt auf die doppelte Menge.

Wer sich vor allem während der Corona-Pandemie Gedanken über die Vorratshaltung gemacht hat, ist möglicherweise auf die Liste zur Ernährungsvorsorge der Bundesregierung gestoßen (mehr dazu auf der übernächsten Seite). Diese Liste empfiehlt eine Auswahl von Lebensmitteln, mit denen eine Person für zehn Tage ausreichend mit allen Nährstoffen und Flüssigkeit versorgt ist. Die Anzahl der Lebensmittel beläuft sich gerade einmal auf 48, und das ist auch in etwa die Lösung unseres kleinen Rätsels.

Rechnen Sie einmal kurz durch: Im Alltag müssen Sie sich bei einem Einkauf mit der fast tausendfachen Menge an Lebensmitteln auseinandersetzen, wenn Sie in einen normalen Supermarkt gehen. Für das menschliche Gehirn ist das eine schlichtweg unlösbare Aufgabe. Das Resultat ist, dass wir laut dem amerikanischen Konsumpsychologen

Barry Schwartz wie gesagt bereits 75 Prozent des Angebots in einem Lebensmittelgeschäft ausblenden, wenn wir es gerade betreten haben.

In der Liste der Bundesregierung sehen Sie sofort, dass sich die einzelnen Lebensmittelgruppen wieder sehr gut mit den Lebensmittelgruppen aus unserer Modellküche und der Planeten-Ernährung in Einklang bringen lassen. Was Ihnen diese Liste aber zeigen soll, ist nochmals die Bedeutung einer vorausschauenden Einkaufsplanung. Gemäß einschlägiger Konsumforschung kaufen wir ohne Einkaufsplanung über zwei Drittel der Produkte aus einem spontanen Impuls heraus. Selbst wenn wir einen Einkaufszettel dabeihaben, kommt immer noch ein Drittel der Produkte als Spontankauf in den Einkaufswagen. Lockangebote und gezielte Positionierung von Produkten sprechen uns unterbewusst an, sodass wir, ohne groß nachzudenken, zugreifen.

Natürlich können Sie auch spontane Gelegenheiten wahrnehmen und auch mal nach Lust und Laune etwas einkaufen, doch es macht bereits einen bedeutenden Unterschied, ob Sie zwei Drittel oder ein Drittel der Einkäufe spontan und somit ungeplant kaufen. Dementsprechend ist es ein noch größerer Unterschied, wenn Sie es schaffen, statt eines Drittels nur noch 10 oder 20 Prozent der Lebensmittel spontan und ungeplant einzukaufen. Und nicht nur das, immer noch werden in Deutschland pro Jahr 13 Millionen Tonnen Lebensmittel weggeworfen, davon etwa die Hälfte von uns Verbrauchern – also letztlich in sämtlichen Küchen dieses Landes. Zu viel gekaufte Lebensmittel sind eine der Hauptursachen. Ein gezielter Einkauf ist also nicht nur für den eigenen Geldbeutel eine Wohltat (für einen vierköpfigen Haushalt können bis zu 1000 Euro im Jahr eingespart werden), sondern auch für die Umwelt.

Der Ernährungsvorsorge-Einkaufszettel

»Gebrauchsanweisung«: Sie können sich unter *https://www.ernaehrungs-vorsorge.de/private-vorsorge/notvorrat/vorratskalkulator/* Ihre eigene Vorratsliste zusammenstellen und den Einkaufszettel gern 52-mal für jeden Wocheneinkauf des Jahres kopieren. So haben Sie immer eine Basisliste an Lebensmitteln vor Augen, die Sie natürlich beliebig anpassen können, zum Beispiel hinsichtlich Ersatzprodukten für Veganer und Vegetarier.

Sie können tatsächlich eine ordentliche Vorratshaltung für die Ernährungsvorsorge beginnen, wenn Sie immer schauen, ob alle Lebensmittel vorrätig sind.

Wenn Sie den Vorrat angelegt haben, sollten Sie diesen aktiv nutzen, damit er nicht verdirbt. Das heißt, Sie lassen wann immer möglich Lebensmittel aus dem Vorrat in die Rezeptplanung wandern, wenn Sie diese zum Beispiel als Zutat benötigen.

(Mehr Informationen zum Thema »Lebensmittel-Notfallvorsorge« finden Sie übrigens auch in meinem Selfpublishing-Buch *Essen im Ernstfall*.)

Umsetzung

Springen wir noch einmal kurz zurück in unsere Modellküche: Wir haben das Orientierungssystem nach den Lebensmittelgruppen der Planeten-Ernährung ausgerichtet. Das passt im Großen und Ganzen sogar sehr gut zu unserem Ernährungsvorsorge-Einkaufszettel (siehe die Tabelle mit den Mengen, die eine Person pro Woche essen kann, ohne dass Körper und Planet leiden müssen, auf Seite 58). Gleichzeitig konnten wir jede Lebensmittelgruppe auch einem der Hauptnährstoffe zuordnen (FKP-Methode).

Der erste Schritt für eine einfache Planung

Und hier kommt der erste Schritt für eine einfache Planung Ihrer Mahlzeiten und damit Ihrer Einkäufe ins Spiel. Sie können nicht nur jedes beliebige Rezept daran anpassen, sondern auch ganz frei und kreativ mit den Zutaten spielen, um auf unkomplizierte Weise ein Mittag- oder Abendessen zuzubereiten. Dabei geht es nicht darum, dass Sie sich jedes Mal strikt an die Aufteilung der Lebensmittelgruppen halten, wie ich es Ihnen gleich zeigen werde. Auch das ist nur eine Orientierungshilfe, damit Sie in die optimale Richtung gehen. Denn wie gesagt: »Wenn die Richtung stimmt, dann sind Sie auf dem richtigen Weg!«

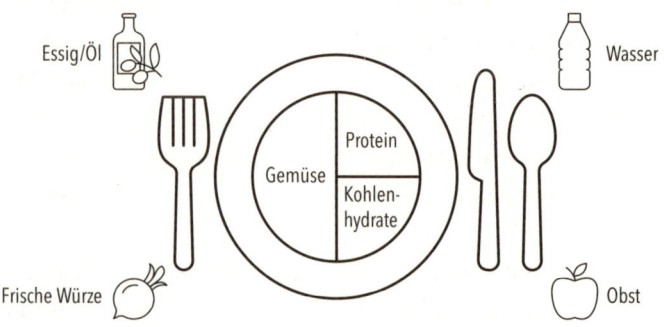

Schauen wir uns dazu einmal das abgebildete Tellermodell an. Sie sehen hier eine Empfehlung zur Mahlzeitengestaltung, wie sie von der kanadischen Regierung vorgeschlagen wird. Die gleiche Illustration finden Sie aber auch in den USA und in Deutschland, bei uns allerdings klassischerweise als Ernährungspyramide. Das Tellermodell ist dagegen etwas eingängiger und kann in der Praxis ein wenig schneller Orientierung bieten.

Das Prinzip ist ganz einfach, Sie orientieren sich nicht direkt an Mengen, sondern teilen den Teller nach der FKP-Methode auf:

- K: Sie machen etwa den halben Teller voll Gemüse, das sättigt, liefert Ballaststoffe, Mineralien, das ein oder andere Vitamin und etwas Kohlenhydrate.
- K: Ein Viertel des Tellers ist für reine Kohlenhydratlieferanten reserviert. Das liefert Energie und je nach Lebensmittel auch noch mal Ballaststoffe, Mineralien und Vitamine. Schauen Sie in die Tabelle der Planeten-Ernährung (siehe Seite 58), dann können dies Vollkorngetreide und stärkehaltige Knollen sein. Obst zählt auch dazu, kann aber auch gut als Nachtisch dienen.
- P: Das verbleibende Viertel des Tellers ist den Proteinen vorbehalten. Das können laut Planeten-Ernährung Fleisch, Hülsenfrüchte, Milch und Milchprodukte oder Eier sein. Nüsse sind auch eine sehr gute Eiweißquelle, allerdings enthalten sie auch viel Fett, sodass sie meist in kleineren Mengen zu empfehlen sind. Zudem verbrauchen sie als importierte Ware sehr viel Wasser in ihren Herkunftsländern, was nicht unbedingt nachhaltig ist, um sie dann in Deutschland zu essen.
- F: Außerdem kommen noch pflanzliche Fette und Öle sowie Essig hinzu, um neben mehrfach ungesättigten Fettsäuren etwas Geschmacksunterstützung in Form von Fett und Säure ins Essen zu bringen.
- Als Basiswürze dienen immer gern Zwiebeln und Knoblauch, kombiniert mit frischen Kräutern der Saison. Tipps für einfache Kräuter- und Gewürzmischungen finden Sie im Anhang (siehe Seite 163 f.).
- Zum Trinken ist Wasser aus der Leitung immer die ideale Wahl. Natürlich kann auch mal ein Glas Fruchtsaft, ein Bier oder ein Gläschen Wein dabei sein. Es geht nur darum, den Anteil der abgefüllten Getränke im Sinne der Nachhaltigkeit möglichst gering zu halten und den Anteil von Leitungswasser möglichst hoch. Aktuell sind etwa nur ein Viertel der

täglichen Trinkmenge aus der Leitung, der Rest stammt aus abgefüllten Flaschen, Kaffee oder Tee.

Nun ist es ganz einfach, aus diesem Prinzip eine neue Mahlzeitenroutine zu entwickeln. Sie können entweder frei kombinieren oder Rezepte aussuchen, die in etwa auf das Tellermodell passen, oder einfach Rezepte an das Tellermodell anpassen. Selbst mit den Lebensmitteln aus der Ernährungsvorsorge-Einkaufsliste können Sie einen schmackhaften Teller ohne Rezept und großen Aufwand zubereiten.

Ein Beispiel, wie Sie frei kombinieren können

Sie haben Lauch, Möhren und Kartoffeln vorrätig. Außerdem Eier und Öl, Essig, Zwiebeln sowie Knoblauch, die sowieso zu Ihrer Grundausstattung gehören. Sie sehen sofort, dass Sie damit eine schöne Mahlzeit nach dem Tellermodell zubereiten können. Dazu bedarf es auch keiner Ausbildung als Profikoch, sondern Sie machen einfach die folgenden Schritte:

1. Schälen Sie die Kartoffeln (Menge: je nach Größe eine oder zwei pro Person), schneiden Sie sie in grobe Stücke und garen Sie die Kartoffeln in kochendem Wasser für etwa 15 Minuten.
2. Zerkleinern Sie Zwiebeln und Knoblauch und schwitzen Sie beides in etwas Öl auf niedriger Stufe für 5 bis 8 Minuten an.
3. In dieser Zeit teilen Sie 1 große Stange Lauch längsseitig und schneiden dann beide Seiten in dünne Querstreifen. 4 Möhren ebenfalls. Sie können pro Person ein Viertel der Lauch-Möhren-Mischung rechnen. Wenn Sie für sich allein kochen oder zu zweit, dann frieren Sie den Überschuss einfach ein oder kochen Sie für 2 Tage vor. Die Mischung zu der Zwiebel-Knoblauch-Schwitze geben und noch mal 10 Minuten auf mittlerer Stufe garen.

4. Pro Person 1 Ei in einer beschichteten Pfanne mit etwas Öl zum Spiegel-ei braten. Oder als vegane Alternative eine Portion weiße Bohnen (Dosenprodukt) oder rote Linsen garen.
5. Das Lauch-Möhren-Gemüse noch mit 1 Teelöffel Essig (zum Beispiel Kräuteressig oder beliebig nach Geschmack) ansäuern, die Kartoffeln abgießen.
6. Alles zusammen auf Tellern gemischt oder nach dem Tellermodell anrichten und noch mit 1 bis 2 Teelöffeln pro Teller mit Öl beträufeln.

Auf diese Weise können Sie sämtliche Zutaten der Empfehlungen zur Planeten-Ernährung oder der Ernährungsvorsorge-Einkaufsliste frei kombinieren.

Wenn Sie Rezepte aus Kochbüchern oder Onlineportalen verwenden, gibt es eine einfache Faustregel: Enthält das Rezept kein Gemüse, dann kombinieren Sie es einfach mit einer guten Portion Salat oder einem anderen Gemüse, was etwa die Hälfte des Tellers einnimmt. Und was machen Sie dann mit der Rezeptmenge, die zur Hälfte dem Salat oder Gemüse weichen musste? Ganz genau, Sie haben auf diese Weise entweder schon ein weiteres Essen für den nächsten Tag gewonnen, oder Sie können ein Gericht für ursprünglich zwei Personen für vier Personen kochen, wenn Sie jeweils ausreichend Salat oder Gemüse eingekauft haben, um einen halben Teller pro Person zu füllen.

Rezepte, die bereits Gemüse enthalten, aber noch keine Kohlenhydrate, können Sie immer gut mit einer Scheibe Brot ergänzen. Sollte kein Protein dabei sein, können Sie wahlweise etwas Käse drüberreiben oder diesen zum Nachtisch mit etwas Obst essen. Alternativ lässt sich auch immer mit Ei, Tofu oder Joghurt eine kreative Ergänzung schaffen.

Die Umsetzung des Wochenplans

Wir hatten bereits beispielhaft gezeigt, wie eine Wochenplanung für den eigenen Haushalt aussehen könnte. In der Umsetzung ist es natürlich auch immer eine Frage, wie viele Personen und eventuell unterschiedliche Vorlieben oder Einschränkungen wegen möglicher Intoleranzen oder Allergien im Haushalt berücksichtigt werden müssen.

Im letzten Schritt des Kaizen, Ihrem »Weg zum Neuen«, geht es deshalb auch noch mal konkret um das Beibehalten der neuen Handlungsweisen, je nachdem, ob Sie in einem Single-, Paar- oder Familienhaushalt leben. Und ob Sie täglich eher beruflich eingespannt sind oder eben viel Zeit zum Planen und Kochen haben. Doch die Wochenplanung sollten Sie immer in Angriff nehmen, weil sie die schon genannten Vorteile mit sich bringt, was den Einkauf, die Mengen und die Auswahl qualitativ hochwertiger Lebensmittel betrifft. Außerdem steigt so die Wahrscheinlichkeit immens, dass Sie Geld einsparen und Lebensmittelverschwendung vermeiden.

Um ein bisschen in Übung zu kommen, finden Sie hier noch mal die Tabelle zur Wochenplanung. Selbstverständlich ohne die Beispiele, die ich bereits auf Seite 103 eingetragen hatte, sondern als Blankotabelle, die Sie sich gern 52-mal kopieren können, um das gesamte Jahr versorgt zu sein. Oder Sie machen ein Foto beziehungsweise einen Scan, den Sie sich jederzeit wieder ausdrucken können.

Für den Einkauf gehen Sie nun in sechs einfachen Schritten vor:

1. Sie benötigen zunächst eine »Liste aller Listen«, zum Beispiel die Ernährungsvorsorge-Einkaufsliste oder eine Liste, die Sie individuell nach der FKP-Methode anpassen. Sie ist Ihre Einkaufsliste, die Sie am besten am Computer erstellen und dann ausdrucken und 52-mal kopieren.

2. Prüfen Sie, welche Grundzutaten nachgekauft werden müssen und ob Sie noch frisches Gemüse oder Obst haben, das verwertet werden müsste.

3. Nun wählen Sie Rezepte aus Kochbüchern oder Onlineportalen aus, mit denen Sie vorhandene Grundzutaten oder noch frische Lebensmittel verwerten können. Ergänzen Sie diese auf der Einkaufsliste.

4. Achten Sie darauf, Rezepte nach dem Tellermodell zu optimieren, sodass immer etwa die Hälfte Gemüse, ein Viertel Kohlenhydrate und ein Viertel Proteine vorhanden sind.

5. Notieren Sie sich die benötigten Mengen auf Ihrem Einkaufszettel und behalten Sie die Planeten-Ernährung im Hinterkopf. Einen fertigen Wochenplan gibt es auf der Homepage des WWF – Stichwort »BesseresserInnen«.

6. Tragen Sie die Mahlzeiten in den Wochenplan ein.

Wochenplan für Woche _____ (Datum von/bis oder KW eintragen)

Tag	Frühstück	Hauptmahlzeit	3. Mahlzeit
Montag			
Dienstag			
Mittwoch			
Donnerstag			
Freitag			
Samstag			
Sonntag			

Sie können, statt mit Stift und Papier zu hantieren, selbstverständlich auch auf eine digitale Lösung setzen. Es gibt inzwischen eine Reihe von Smartphone-Apps, mit denen Sie sowohl als Single- wie auch als Mehrpersonenhaushalt Ihre vorhandenen Vorräte erfassen können, Rezepte vorgeschlagen bekommen und automatische Einkaufslisten abrufen können. Außerdem erinnert Sie die App daran, wenn ein frisches Produkt zu verderben droht.

Hier einige allgemeine Empfehlungen gut bewerteter Apps, die keinen Anspruch auf Vollständigkeit erheben. Manche Apps bieten auch nur eine oder wenige der genannten Funktionen:

- *Stocky-App:* Die App bietet als einzige App am Markt alle Funktionen und ist gleichzeitig kostenlos (Stand 2021). Sie bietet eine Übersicht über Lebensmittelvorräte, erstellt automatische Einkaufslisten und ermöglicht die Mahlzeiten- und Essensplanung. Reste können gezielt angegeben und in die Planung einbezogen werden. Haushaltsmitglieder können über einen QR-Code in eine Gruppe eingeladen werden, ohne dass persönliche Daten oder ein persönlicher Log-in notwendig ist. Persönliche Daten werden nur auf dem Handy gespeichert und nicht an Dritte übermittelt. Außerdem werden Nachhaltigkeits-Challenges angeboten, und es gibt hilfreiche Tagestipps. Die Bedienung ist über Suchworte, Spracheingabe, Kassenzettel-Scan und Foto möglich.
- *»Zu gut für die Tonne«-App:* Hier wird speziell die Resteverwertung angegangen. Sie geben ein, welche Reste oder Vorräte Sie verbrauchen wollen, und die App zeigt Ihnen entsprechende Rezept an. Stand 2021 sind über 700 Rezepte vorhanden. Außerdem gibt die App Tipps zur Einkaufsplanung, für die Vorratshaltung und für die Haltbarkeit von Lebensmitteln. Die App ist kostenfrei.

- *Die Einkaufsliste:* Die Planung Ihres Einkaufs können Sie mit dieser App unkompliziert und übersichtlich gestalten. Lebensmitteleinträge können per Tastatur oder Spracheingabe hinzugefügt und per Drag-and-drop-Technik einzelnen Kategorien zugeordnet werden. Die App ist offline nutzbar und bietet die Möglichkeit zur Freigabe von Listen auch ohne Anmeldung. Die App ist nur mit Werbung kostenfrei.
- *Bring!* Diese App bietet mehrere Funktionen zur Planung des Einkaufs: Es können mehrere Listen für verschiedene Anlässe erstellt, Fotos hinzugefügt und die Listen mit anderen Personen geteilt werden. Einträge sind in Form von Kacheln illustriert, die mit einer Zeichnung des Produkts gut zu erkennen sind, was während des Einkaufs hilfreich sein kann. Zusätzlich lässt die App eine Personalisierung zu, zum Beispiel indem sie an den Kauf bestimmter Produkte erinnert und Angebote für die besten Preise anzeigt. Die App greift auf Rezepte von chefkoch.de zu und kann Zutaten aus den Rezepten direkt den Einkaufslisten hinzufügen. Mit Werbung ist die App kostenfrei.
- *Out of Milk:* Zusätzlich zu Einkaufslisten kann diese App auch eine Vorratsliste erstellen. So soll der Überblick über die vorhandenen Vorräte und benötigten Neueinkäufe gelingen. Mittels Drag-and-drop-Funktion können aufgebrauchte Produkte einfach wieder auf die Einkaufsliste gesetzt oder entfernt werden. Die Listen bieten übersichtlich alle Informationen, die Sie beim Einkaufen benötigen, und können zudem mit anderen Personen geteilt und gemeinsam bearbeitet werden. Die App ist kostenlos verfügbar.
- *pon – smarte Einkaufsliste:* Die App impliziert mehrere Funktionen wie die Synchronisation von Listen über mehrere Geräte oder das Teilen mit anderen Personen. Die Einkaufslisten werden automatisch nach der Reihenfolge der Artikel im Supermarkt sortiert, da die App das Abhaken der Einkäufe

selbstständig »lernt«. Dazu gibt es eine umfangreiche Produktdatenbank, die nur Teile des Wortes benötigt. Durch die Lernfähigkeit der App und die GPS-Funktion des Smartphones erinnert die App an den Kauf bestimmter Produkte, wenn Sie sich in der Nähe eines Supermarktes oder Bioladens befinden. Die App ist kostenlos.

- *Listonic:* Auch diese App bietet die Möglichkeit, Artikel auf einen digitalen Einkaufszettel zu setzen, diesen zu teilen und gemeinsam zu bearbeiten. Lebensmittel können über eine Spracheingabe, eine automatische oder manuelle Einordnung von Einträgen in Kategorien sortiert werden, und die Sicherung der Liste erfolgt in einer Cloud, sodass sie von verschiedenen Plattformen aus zugänglich ist. Die App erfasst regelmäßige Käufe und registriert, wenn Sie diese Artikel länger nicht mehr gekauft haben. Eine Erinnerungsfunktion bietet so eine Möglichkeit, rechtzeitig nachzukaufen. Die App enthält außerdem Tipps und Rezepte, die vor dem Einkauf inspirieren sollen. Mit Werbung ist die App kostenfrei.

Snacks

Jeder Mensch braucht zwischendurch mal einen Snack. Sei es für den kleinen Hunger oder sogar für den großen. Das ist völlig normal und okay. Gefährlich wird es erst dann, wenn aus einem Snack das berühmt-berüchtigte »Snacking« wird. So wird das häufige und unbewusste Naschen den ganzen Tag über genannt. Auch hier kann wirksam vorgebeugt werden. Es geht dabei keinesfalls darum, den Genuss und die Freude zu verderben, die wir uns auch mal ganz frei von irgendwelchen Gedanken an Gesundheit und Umweltwirkung von Lebensmitteln gönnen dürfen und sollen. Alles ist wie immer eine Frage der Dosis.

Mit einer Faustregel und ein bisschen Planung kommen Sie bereits in ein sehr verträgliches »Snack-Verhalten«: Behandeln Sie Snacks wie eine volle Mahlzeit. Essen Sie sie genauso bewusst und langsam, als säßen Sie beim Frühstück oder Abendessen. Wie nach jeder Mahlzeit lassen Sie mindestens zwei bis drei Stunden vergehen, bis Sie wieder etwas essen. Stellen Sie sich ruhig eine Uhr, um in Ihren Rhythmus zu kommen. Außerdem für Snacks besonders wichtig: Belassen Sie es immer bei einer Portion, zum Beispiel einer Handvoll. Gemäß Ihrem Energiebedarf kann ein Snack aber auch mal bis zu 300 oder 500 Kilokalorien enthalten, wenn er eine Mahlzeit ersetzen soll. Sie wissen ja, wie groß Ihr Energiebedarf ist, orientieren Sie sich daran!

Was sind nun geeignete Snacks? Das kommt ein bisschen auf Ihren Geschmack und Ihre Routine an. Sind Sie viel unterwegs oder täglich im Büro? Treiben Sie viel Sport oder sind Sie eher gemütlich auf der Couch unterwegs? Egal, wie Ihr Alltag aussieht, in der Umsetzung in puncto nachhaltiges Snacking bietet es sich an, ein Standardangebot vorrätig zu haben. Denn Sie wissen wahrscheinlich genauso gut wie ich, dass Sie irgendwann der Heißhunger überkommt. Nutzen Sie zunächst folgende Ratschläge:

1. Legen Sie sich in Ihrer neuen Küchenordnung eine Extrabox für Snacks an. Allerdings mit Deckel, denn unterbewusst ist eine Box mit Deckel ein größeres Hindernis als eine Box ohne Deckel. Unser Gehirn wägt immer in Millisekunden Nutzen und Aufwand einer Handlung gegeneinander ab. Ein Deckel erhöht den Aufwand, senkt also das Verlangen.

2. Platzieren Sie die Snack-Box so, dass Sie sich entweder richtig tief bücken oder sehr strecken müssen, um sie zu erreichen. Auch das, Sie werden es schon erraten, bringt Sie weniger in Versuchung.

3. Kleben Sie an diese Box ein großes Etikett, das gut sichtbar in fetter und roter Schrift mit »Snacks« beschriftet ist. Außerdem schreiben Sie auf ein ebenso großes zweites Etikett eine kurze Liste, welche Snacks in der Box standardmäßig zu finden sind. Wir sprechen hier Ihr Unterbewusstsein an, denn wie Sie sicher wissen, ist Rot eine Warnfarbe, und wenn Sie die Liste mit Snacks vor Augen haben, ist Ihr Gehirn erst einmal damit beschäftigt, zwischen den Optionen auszuwählen. Damit verzögern Sie den »Snack-Impuls« um ein paar entscheidende Sekunden, sodass Sie rationaler und bewusster auswählen werden.

Dieses Prinzip können Sie natürlich überall anwenden, auch im Büro oder wo immer Sie Snacks aufbewahren. Gefährlich sind Schubladen, Dosen, Boxen und Kisten, die gefüllt mit allen möglichen Süßigkeiten ständig nur darauf warten, dass Sie hineingreifen. Denn eins ist sicher, das tut so gut wie jeder Mensch, wenn sich die Gelegenheit bietet.

Kommen wir nun zur Auswahl der Snacks. Es gibt natürlich die Klassiker, die an jeder Ecke auf uns lauern. Schokoriegel, Fruchtgummis, Lakritze, Chips, Kekse und so fort. Und dass Ihnen davon jeder abrät und stattdessen Nüsse, Trockenfrüchte und dunkle Schokolade empfiehlt, ist Ihnen sicherlich auch schon vorgekommen.

Leider ist nicht immer alles ganz so eindeutig, wie es scheint. Deshalb habe ich für Sie einmal einen kleinen Snack-Kompass zusammengestellt. Für die Orientierung lohnt es sich wieder, einen Blick auf den Gehalt von Kohlenhydraten, Protein und Fett zu werfen, aber auch den gesamten Kaloriengehalt nicht aus den Augen zu verlieren. Es gibt für jeden Zweck den richtigen Snack!

Der Snack-Kompass

Kohlenhydrat-Snacks

Beginnen wir also mit den berühmten Trockenfrüchten. Wie Sie in der Auflistung sehen, sind diese gern als besonders gesund empfohlenen Früchtchen richtige Zuckerbomben.

Kohlenhydrat-Snacks: Trockenfrüchte

Lebensmittel (100 Gramm)	F (g)	K (g)	P (g)	E (kcal)
Rosine	1	68	3	291
Dattel	1	65	2	276
Feige, getrocknet	1	55	4	250
Apfel, getrocknet	2	55	1	248
Aprikose, getrocknet	1	48	5	240
Pfirsich, getrocknet	1	53	3	240
Pflaume, getrocknet	1	47	2	222

F = Fett, K = Kohlenhydrate, P = Protein, E = Energie

Sie können ohne Weiteres mit Schokolade mithalten, was den Zuckergehalt betrifft, auch wenn es sich um Fruchtzucker handelt. Das liegt ganz einfach in der Tatsache begründet, dass durch den Wasserverlust während der Trocknung folgerichtig eine Aufkonzentrierung des Zuckers stattfindet. In den gesamten Kalorien liegen die Trockenfrüchte dann aber deutlich hinter Schokolade und Ähnlichem. Dennoch sind sie nicht zu jeder Zeit und für jedermann oder -frau als Snack geeignet.

Wer einen empfindlichen Blutzucker hat, tut sich zum Beispiel eher mit der »nicht getrockneten Variante« einen Gefallen. Ebenso ist die Sättigung bei kleinen Portionen nicht so schnell gegeben und man ist in Versuchung, doch mehr als eine Handvoll zu genießen. Dann hat man in wenigen

Minuten schon eine ordentliche Menge Zucker und Kalorien aufgenommen.

Natürlich sind Trockenfrüchte auch als Snack zu anderen Gelegenheiten geeignet, aber dann in Kombination mit den Allroundern, den Nüssen. Nüssen wenden wir uns ebenfalls noch zu, denn ein Studentenfutter besteht nicht umsonst aus einer Nuss-Rosinen-Mischung, wie wir noch sehen werden. An dieser Stelle ein kleiner Tipp: Mischen Sie sich Ihre Lieblingsmischung am besten selbst, indem Sie außer Rosinen nur die Nüsse, Samen und Kerne hinzufügen, die Sie auch wirklich gerne mögen. So fällt es Ihnen noch leichter, diesen gesunden Snack in Ihren Alltag einzubauen. Zum direkten Vergleich mit den Trockenfrüchten schauen wir uns auf der nächsten Seite nun auch noch das normale Obst an.

Kohlenhydrat-Snacks: Frisches Obst

Lebensmittel (100 Gramm)	F	K	P	E
	(g)	(g)	(g)	(kcal)
Banane	0,2	20	1	88
Weintraube	0,3	15	1	67
Kirsche, süß	0,3	13	1	62
Feige	1	13	1	61
Birne	0,3	12	1	55
Apfel	1	11	0,3	54
Zuckermelone	0,1	12	1	54
Kiwi	1	9	1	51
Pflaume	0,2	10	1	48
Mandarine	0,3	10	1	46
Brombeere	1	6	1	44
Aprikose	0,1	9	1	43
Apfelsine	0,2	8	1	42
Pfirsich	0,1	9	1	41
Grapefruit	0,2	7	1	38
Wassermelone	0,2	8	1	37
Heidelbeere	1	6	1	36
Moosbeere	1	4	0,4	35
Himbeere	0,3	5	1	34
Erdbeere	0,4	6	1	32

F = Fett, K = Kohlenhydrate, P = Protein, E = Energie

Wir sehen sofort: Original und ungetrocknet enthält frisches Obst im Vergleich zu seinen getrockneten Pendants nur maximal ein Fünftel der Kohlenhydrate. Und bei den Kalorien auch entsprechend weniger, aber dafür natürlich noch das Wasser.

Das ist dann auch der Vorteil von Obst als Zwischenmahlzeit, Pausensnack oder eben zum Nachtisch: Es liefert bei angemessener Füllmenge nicht zu viel, aber ausreichend Energie. Zusätzlich ist in Äpfeln der Ballaststoff Pektin enthalten, der mit etwas Flüssigkeit noch mal gut aufquellen kann. Wo liegt also der Anwendungsfall für frisches Obst im Vergleich zu Trockenfrüchten?

Und für ein Zuckertief oder bevor Sie zum Sport gehen oder danach halten Sie sich immer eine kleine Box mit Trockenfrüchten in Reserve, denn praktisch ist auch deren lange Haltbarkeit.

Zu den Kohlenhydrat-Snacks gehören auch noch essbare Gemüsesorten. Wie Sie in der Tabelle auf der nächsten Seite sehen können, ist aber Gemüse nicht automatisch ein kalorienarmer Genuss. Selbstredend bringen Kartoffeln in Form von Chips eine Kalorienmenge auf dem Niveau einer Milchschokolade mit. Die Menge ist natürlich immer noch entscheidend, wenn es um die Frage geht, wann sich Chips zum Snacken eignen. Die Antwort ist aber eindeutig: nur gelegentlich. Doch auch Oliven, die botanisch eigentlich zu den Früchten gehören, bringen zusätzlich ordentlich Fett mit sich. Als klassischer Snack sollten sie also genauso wenig im Standardprogramm sein wie Kartoffelchips. Merken Sie sich aber auch hier wieder das Grundprinzip: Die Menge und die Häufigkeit macht's. Täglich darf es immer eine kleine Menge sein oder ein-, zweimal etwas mehr. Nur beides sollten Sie vermeiden.

Kohlenhydrat-Snacks: Gemüse

Lebensmittel (100 Gramm)	F	K	P	E
	(g)	(g)	(g)	(kcal)
Kartoffelchips	39	45	6	557
Oliven	14	2	1	138
Karotte	0,2	5	1	26
Kohlrabi	0,2	4	2	24
Paprikafrüchte	0,2	3	1	19
Tomate	0,2	3	1	17
Radieschen	0,1	2	1	14
Gurke	0,2	2	1	12

F = Fett, K = Kohlenhydrate, P = Protein, E = Energie

Hingegen sind alle anderen roh essbaren Gemüse sehr sparsam an Kalorien und Kohlenhydraten. Das heißt also wie schon beim frischen Obst, dass sie ideal auch mal als Mahlzeitersatz dienen können, der aufgrund der Fasern und des Volumens gut und kurzfristig sättigen kann. Wem das Gemüse allein zu fad ist, dem kann ein Kräuterquark- oder Frischkäse-Dip, bei Bedarf gibt es auch veganen Frischkäse oder Quark, eine gute Ergänzung sein.

Protein-und-Fett-Snacks

Wer in den vergangenen Jahren den Protein-Hype mitverfolgt hat, wird sich nun sicher fragen, warum hier keine klassischen Proteinprodukte stehen, sondern sogar Würstchen aufgeführt werden. Und das, obwohl Wurst ja »ungesund sein soll und Fleisch sowieso verantwortlich für sämtliche Zivilisationskrankheiten und den Klimawandel«.

Nun ja, ganz einfach, weil dies so nicht ganz richtig ist. Die Erklärungen möchte ich Ihnen an dieser Stelle ersparen (Interessierten empfehle ich mein Buch *Die Ökobilanz auf dem*

Teller), daher nur so viel: Sie erinnern sich sicher an die Tabelle zur Planeten-Ernährung, in der auch Fleisch mit insgesamt 300 bis 600 Gramm pro Woche »erlaubt« ist? Genau, darin liegt begründet, dass jeder Mensch durchaus auch mal Wurst genießen darf, ohne dass seine Gesundheit und die des Planeten leiden müsste.

Protein-und-Fett-Snacks: Fleisch und Wurst

Lebensmittel (100 Gramm)	F	K	P	E
	(g)	(g)	(g)	(kcal)
Landjäger	42	k.A.	25	480
Salami, deutsch	36	k.A.	20	402
Mettwurst	36	k.A.	15	378
Beef-Jerky (Beispiel)*	5	k.A.	72	333
Fleischwurst	29	k.A.	11	307
Bauernbratwurst, polnische Art	21	k.A.	21	278
Gelbwurst	25	k.A.	14	276
Bockwurst	25	k.A.	13	273
Frankfurter Würstchen	24	k.A.	12	269
Wiener Würstchen	23	k.A.	14	263
Knackwurst	24	k.A.	12	260
Regensburger	22	k.A.	15	253
Dosenwürstchen	20	k.A.	13	226
Jagdwurst	16	k.A.	15	203

*eigene Quelle · dieser Wert stammt nicht aus:
Der kleine Souci-Fachmann-Kraut

F = Fett, K = Kohlenhydrate, P = Protein, E = Energie

Die Würste können zwischen 200 und fast 500 Kilokalorien an Energie liefern, je nachdem, wie hoch der Fettgehalt liegt. Sie haben auch aufgrund des Fleischanteils einen ordentlichen Proteingehalt, der ohne Weiteres mit Nüssen mithalten kann. Nur das getrocknete »Beef Jerky« enthält sehr wenig Fett, kommt aber aufgrund des hohen Proteingehaltes trotzdem auf einen überdurchschnittlichen Kaloriengehalt. Zusammengenommen liefern sie Energie sowie Proteine und eignen sich dadurch als herzhafter Mahlzeitersatz. Auch kombiniert mit etwas Gemüse oder Oliven.

So kann ein Landjäger zum Beispiel der perfekte Begleiter auf einer Bergwanderung oder sonstigen Erkundungstour sein. Ein Dosenwürstchen ist dagegen schon besser für einen Snack im Büro geeignet. Beef Jerky ist dagegen für den Büro-Snack die richtige Wahl. Für alle Menschen, die vegetarisch oder sogar vegan leben, können Fleischalternativen sinnvollen Ersatz bieten. Außerdem können Naturjoghurt, Quark oder die pflanzlichen Alternativen in allen Ernährungsweisen als Snack mit hohem Eiweißanteil und variablem Fettgehalt dienen.

Kohlenhydrat-und-Fett-Snacks

So, wie die Snack-Kandidaten aus dem Wurstsegment Proteine und Fett liefern, gibt es auch eine Gruppe, die statt Proteinen eben Kohlenhydrate beisteuert. Das bedeutet am Ende noch mal ein deutliches Plus an Energie.

Um nur ein paar Beispiele zu nennen, sehen wir direkt ganz oben in der nächsten Tabelle die Milchschokolade mit über 530 Kilokalorien, ebenso wie Nuss-Nougat-Creme. Milchschokolade hat mit 30 Prozent Kakaoanteil einen höheren Kaloriengehalt als 40-prozentige Schokolade, da der hohe Kakaoanteil den Zucker verdrängt. Allerdings nimmt der Kaloriengehalt nicht stetig unendlich ab, je höher der Kakaoanteil liegt. Ab etwa 70 Prozent Kakaoanteil kann der Kaloriengehalt sogar wieder über dem der Milchschokolade liegen, je nachdem, wie viel Kakaobutter hinzugefügt wurde. Vergleichbar sind auch diverse andere Schokoriegel und Süßigkeiten, die hier nicht aufgeführt sind. Schokolade, egal in welcher Ausführung, ist also niemals ein Magenfüller, auch wenn sie noch so verführerisch ist. Als extrem gehaltvolle Energiequelle kann sie aber durchaus auf langen Wandertouren als kompakte Verpflegung eingepackt werden.

Kohlenhydrat-und-Fett-Snacks: Süßes

Lebensmittel (100 Gramm)	F	K	P	E
	(g)	(g)	(g)	(kcal)
Schokolade, 70% Kakao*	45	33	7	585
Milchschokolade	32	54	9	537
Nuss-Nougat-Creme	31	58	4	532
Marzipan	25	59	7	486
Schokolade, 40% Kakao	30	47	5	479
Kakaopulver, schwach entölt	25	11	20	343
Kunsthonig, Invertzuckercreme	k.A.	83	0,2	331
Honig	k.A.	75	0,4	302
Eiscreme	12	21	4	205
Fruchteis	2	29	2	139

*eigene Quelle · dieser Wert stammt nicht aus:
Der kleine Souci-Fachmann-Kraut

F = Fett, K = Kohlenhydrate, P = Protein, E = Energie

Und um den Mythos nochmals ein für alle Male aus der Welt zur räumen: Dunkle Schokolade entgegen vielfachen Verlautbarungen eben nicht immer kalorienärmer als Milchschokolade, weil sie mehr Kakao enthält. Oftmals enthält sie nämlich auch mehr Kakaobutter und damit Fett, was am Ende mehr Kalorien bedeutet, da Fett mit 9 Kilokalorien pro Gramm energiehaltiger ist als Zucker mit 4 Kilokalorien pro Gramm. Maß halten ist also bei dunkler Schokolade genauso sinnvoll wie bei Milchschokolade.

Eine Tasse Kakao kann einen sättigenden Snack darstellen und eignet sich hervorragend auch nach dem Sport, denn zusammen mit Milch oder veganem Milchersatz füllt er Protein-, Kohlenhydrat- und Fettreserven optimal nach. Allerdings sollte man ihn in den ersten 15 Minuten nach der Trainings- oder Sporteinheit trinken, dann funktioniert es am besten.

Honig eignet sich ebenfalls als kleiner und kurzfristiger Energiespender. Pur oder in heißem Wasser mit Zitrone können ein oder zwei Teelöffel zu jeder Tageszeit getrunken werden. Mit etwas Flüssigkeit füllt sich auch der Magen wieder, und ein Sättigungssignal kann nach wenigen Minuten erreicht sein.

Der Vollständigkeit halber ist hier auch noch Eiscreme und Fruchteis erwähnt. Entgegen vielfacher Annahmen ist ein Eis im Sommer oder sonst irgendwann keine Todsünde. Im Gegenteil, der Kaloriengehalt ist im Vergleich zu anderen Snacks sogar noch auf einem sehr verträglichen Level. Also gönnen Sie sich ruhig einmal was, eine Kugel ist immer eine verträgliche Dosis! Das gilt natürlich auch für vegane Eiscremes.

»All in one«-Snacks

Jetzt sind wir bei den absoluten Alleskönnern der Snackwelt angelangt: Nüssen und Samen. Wie der Übersicht schnell zu entnehmen ist, sind fast sämtliche Vertreter dieser Lebensmittelgruppe sehr gute Lieferanten von allen drei Hauptnährstoffen: Fett, Kohlenhydraten und Protein. Entsprechend hoch ist natürlich auch ihr Kaloriengehalt. Dieser liegt bei Kastanien zwar bei vergleichsweise niedrigen 192, geht aber bei Erdnüssen schon über 500 und endet bei über 700 Kilokalorien für Macadamianüsse. Das Gleiche gilt natürlich auch für Nussmus und andere Zubereitungen von Nüssen und Samen. Viele Menschen, und dazu zähle ich auch, haben die Angewohnheit, einen Löffel Nussmus als Snack zwischendurch zu naschen. Das ist vollkommen in Ordnung, jedoch sollte es am besten auch bei einem Löffel bleiben. Achten Sie auch darauf, ob dem Nussmus noch Zucker zugesetzt wurde (muss auf der Zutatenliste stehen), und bevorzugen Sie lieber zuckerfreie Varianten.

»All in one«-Snacks: Nüsse, Samen & Co.

Lebensmittel (100 Gramm)	F	K	P	E
	(g)	(g)	(g)	(kcal)
Macadamianuss	73	8	4	703
Pekannuss	72	9	4	703
Paranuss	67	14	4	670
Walnuss	63	14	11	663
Haselnuss, ohne Samenschale	62	11	12	644
Erdnuss, ungesalzen, geröstet	49	9	26	585
Mandel, süß	54	5	19	583
Pistazie	52	12	18	581
Sonnenblumenkerne	49	12	23	580
Cashewnuss	42	31	18	572
Sesam	50	10	18	565
Erdnuss	48	8	25	564
Mohn	42	4	20	477
Kokosnuss	37	5	4	363
Edelkastanie	2	41	3	192

F = Fett, **K** = Kohlenhydrate, **P** = Protein, **E** = Energie

Wann sind Nüsse nun der ideale Snack? Hier gibt es zwei Dinge zu beachten: Erstens sind Nüsse wie eine vollwertige Mahlzeit anzusehen, wenn sie in größeren Mengen gegessen werden. Gemischt mit ein paar Trockenfrüchten wie im klassischen Studentenfutter ohnehin, denn dort steckt auch schon jede Menge Zucker drin. Eine Handvoll ist daher für einen Snack ausreichend. Als Mahlzeitersatz können es auch zwei bis drei Handvoll sein. Egal ob Snack oder Mahlzeitersatz, wenn das Hungergefühl nicht sofort nachlässt, dann versuchen Sie sich für mindestens fünf Minuten abzulenken, meist ist dann das Hungergefühl schon verschwunden (siehe auch Tipps auf nächster Seite).

Der zweite Punkt betrifft die ökologische Seite der Nüsse. Wie schon gesagt, gibt es in Deutschland keine nennenswerte Nussproduktion. Bis auf ein paar Hasel- oder Walnussbäume in manch deutschem Garten kommen selbst diese heimisch wachsenden Nusssorten meist aus dem europäischen Ausland oder von weiter weg. Alle anderen Nusssorten stammen auch oftmals aus Ländern außerhalb Europas, in denen sie aufgrund ihres hohen Wasserverbrauchs die Wasserverfügbarkeit für die Menschen vor Ort reduzieren. Es ist deshalb sinnvoll, auch Nüsse nur sehr bewusst zu konsumieren. Eine Handvoll am Tag, gemischt mit Trockenfrüchten, ist daher in mehrerlei Hinsicht eine gute Größenordnung.

Zehn Tipps für jeden Tag

Sicher haben Sie jetzt genug Stoff und Wissen, um in die Umsetzung zu gehen. Von einem neuen Ordnungs- und Orientierungssystem in Kühlschrank und Speisekammer über die Planeten-Ernährung hin zu einer neuen Tages- und Wochenroutine. Doch wir wissen alle nur zu gut, dass die kleinen Fallen im Alltag lauern, wenn wir gerade dabei sind, uns an eine neue Tagesgestaltung zu gewöhnen. Und solange wir unsere neuen Handlungsweisen noch nicht zu 100 Prozent verinnerlicht haben, droht immer wieder der Rückfall in die Vergangenheit. Hier möchte ich Ihnen deshalb einige Tipps für die Umsetzung liefern, womit Sie die kleinen und großen Alltagsfallen geschickt umgehen können.

1. *Halten Sie Lebensmittel, die Sie nur selten essen sollten, außerhalb Ihrer Sichtweite.* Sie erhöhen damit die Wahrscheinlichkeit ungemein, dass Sie diese Lebensmittel auch aus Ihrem Magen raushalten. Wenn Sie ein ungemeines Verlangen nach exakt diesem Lebensmittel verspüren, dann werden Sie den Weg dorthin so oder so suchen. Doch vielleicht vergessen Sie sogar, dass Sie dieses Lebensmittel überhaupt brauchen, um glücklich und zufrieden zu sein? Nur sollten Sie natürlich vermeiden, dass Sie Lebensmittel irgendwann wegwerfen müssen, weil Sie sie tatsächlich komplett vergessen haben.

2. *Wenn Sie ein Abnehmziel verfolgen, starten Sie langsam mit dem ersten Schritt auf Seite 39 dieses Buches und machen Sie das Detox-Programm für Ihren Kühlschrank und die Speisekammer.* Setzen Sie sich ein langfristiges Ziel, das Sie mit einem Gewichtsverlust von etwa ½ bis maximal 1 Kilogramm Körpergewicht pro Woche erreichen können. Schnellere Erfolge kehren sich meist ebenso schnell wieder in eine Gewichtszunahme um: der bekannte Jo-Jo-Effekt.

3. *Essen Sie einfach langsamer.* Egal, wie schnell Sie aktuell gewöhnlich essen, schon wenn Sie zum Beispiel statt 14 Minuten auf 18 Minuten gehen, steigt die Wahrscheinlichkeit, dass Sie längerfristig Gewicht verlieren oder halten. Einfach deshalb, weil Sie den Sättigungsmechanismen Ihres Körpers ausreichend Zeit geben, um überhaupt zu wirken. Wie Sie die Essensdauer verlängern können, fragen Sie sich jetzt? Zum Beispiel, indem Sie das Besteck zwischen jedem Bissen ablegen. Oder Sie kauen länger oder nehmen kleinere Bissen. Auch wenn Sie mehr Faseranteil im Essen haben, also Ballaststoffe, müssen Sie länger kauen. Ideal wäre es, wenn Sie mindestens 20 Minuten für Ihre Mahlzeit vom ersten bis zum letzten Bissen einplanen, in denen Sie tatsächlich mit Kauen beschäftigt sind. Eine gute Unterhaltung bei Tisch ist übrigens auch beste Gelegenheit, gut zu kauen, während der andere oder die anderen reden.

4. **Experimentieren Sie mit unterschiedlichen Besteck- und Tellergrö-**
   ßen. Je kleiner der Löffel oder die Gabel, desto weniger können Sie in
   den Mund stecken. Je kleiner die Teller, desto kleiner die Portionen. Je
   nach Essverhalten kann das zu signifikant weniger Essens- und damit
   Kalorienaufnahme führen, obwohl Sie sich ausreichend gesättigt füh-
   len, wenn Sie sich genügend Zeit zum Essen nehmen. Einfach deshalb,
   weil Sie ausreichend lange essen (Tipp Nr. 3).

5. **Um neue Gewohnheiten und Handlungsweisen zu verinnerlichen,**
   gibt es die »21-Tage-Regel«. Das bedeutet, dass Sie eine neue Vorge-
   hensweise oder ein neues Verhalten frühestens nach 21 Tagen des täglichen Praktizierens in einen Automatismus oder eine neue Routine
   überführt haben. Allerdings stammt diese Richtschnur aus der Beobachtung von Menschen, die sich an einen plastischen chirurgischen Eingriff
   an ihrem Körper gewöhnen mussten. In der Praxis und in Ernährungsfragen hat sich dagegen ein Zeitraum von 66 Tagen bewährt. Sie sollten
   also gut zwei Monate täglich Ihre neue Verhaltensweise üben, damit sie
   zu Ihrer neuen Routine wird. Die 66 Tage sind übrigens auch nur ein
   Mittelwert, die Spannbreite lag zwischen 18 und 284 Tagen.

6. **Schaffen Sie sich Ankerpunkte in Ihrem neuen Alltag:** Koppeln Sie
   zum Beispiel Ihren Süßigkeitenkonsum immer an eine körperliche Aktivität, im Idealfall im Anschluss daran. Ganz einfach deshalb, weil unser
   Körperstoffwechsel noch etwa eine halbe Stunde »nachbrennt« und
   frisch aufgenommene Kalorien direkt zum Auffüllen der Energiespei-
   cher nutzt. Vor der Aktivität wird hingegen kein solcher Effekt erzielt,
   weil der Körper in den ersten 10 bis 20 Minuten der Belastung erst einmal auf Energievorräte in Muskeln und Leber zurückgreift. Oder koppeln Sie ein Stück Obst immer an das Abendessen. Überlegen Sie, wo
   Sie in Ihrem Alltag nach dem »Wenn-dann-Prinzip« Ankerpunkte schaffen können, sodass Ihre neuen Handlungsweisen einem zuverlässigen
   und wiederkehrenden Automatismus folgen können.

7. **Machen Sie Wasser oder Tees zu Ihren Hauptgetränken.** Am besten
   aus der Leitung, dann schonen Sie auch noch die Umwelt. Eine Viertel-
   stunde vor jeder Mahlzeit einen Viertelliter Wasser trinken, so sind Sie

schneller vorgesättigt. Und zwischen den Mahlzeiten ist Wasser oder Tee immer ein optimaler Begleiter. Stellen Sie sich dazu einen Wecker oder einen Timer, um in die Trinkroutine zu kommen, nach 66 Tagen haben Sie sich dann bestimmt daran gewöhnt.

8. **Wenn Sie eine »Fressattacke« befürchten, dann lenken Sie Ihr Gehirn mit einer anderen Beschäftigung ab.** Das Spiel »Tetris« hat in Studien nach drei Minuten Spielzeit bereits den »Fressimpuls« verdrängt. Sie sollten vielleicht nicht »Candy Crush« spielen, aber vielleicht funktioniert bei Ihnen auch Lesen oder Wäschewaschen? Probieren Sie ein paar Notfalloptionen aus und reagieren Sie zukünftig sofort, wenn der Heißhunger im Anmarsch ist. Oft ist auch ein zuckerfreies Bonbon oder Kaugummi ein guter Ersatz.

9. **Allein »mehr Bewusstsein«, wie auch in diesem Buch immer wieder gesagt, reicht für eine langfristige Verhaltensänderung nicht aus.** Es bedarf eher einer Kombination aus Achtsamkeit mit sich selbst, dem Körper und den Lebensmitteln. Außerdem einer Akzeptanz des eigenen Körpers, der eigenen Stärken und Schwächen. Zuletzt einer aktiven Haltung zum neuen Verhalten, die als »kognitive Entschärfung« bezeichnet wird. Wenn Sie in eine alte Routine verfallen, dann können Sie die Situation aktiv »entschärfen«, indem Sie sich eine vorgefertigte Handlungsanweisung zulegen, zum Beispiel: »Nein, ich brauche jetzt keine Schokolade, ich habe stattdessen eine Banane als Alternative.« Oder Sie greifen auf einen Ankerpunkt mit gekoppelter Aktivität zurück: »Ja, ich habe Lust auf ein Stück Schokolade, aber ich esse sie erst nach einem Spaziergang.« Eventuell haben Sie das Verlangen nach Schokolade nach einem Spaziergang auch schon vergessen. Allerdings benötigt die kognitive Entschärfung sehr viel Selbstbeherrschung, die bei Heißhungerattacken naturgemäß wie ausgeschaltet ist. Es kann daher sinnvoll sein, für diese Technik mit einer professionellen ernährungspsychologischen Unterstützung zu trainieren (siehe nächster Tipp).

10. **Zuletzt sollten Sie wissen, dass Sie immer Hilfe finden können, wenn Sie glauben, dass Sie es allein nicht schaffen können:** Ihre Krankenkasse kann Ihnen eine zertifizierte Ernährungsberatung empfehlen und zahlt in der Regel auch noch die Kosten.

Shitsuke –
»Magic Eating« für alle Lebenslagen

Der Alltag hat uns alle immer wieder schnell im Griff. Sei es aufgrund des Jobs, der Hobbys oder der Familie. Auch wer allein oder zu zweit lebt, hat oftmals genauso wenig Zeit oder Motivation, für sich oder eben zwei Personen zu planen, einzukaufen und zu kochen.

Doch damit ist jetzt Schluss. Sie haben es sich mehr als verdient, jeden Tag zu genießen! Das gilt natürlich nicht nur fürs Essen, sondern insgesamt, denn Essen ist ein wesentlicher Teil davon, den wir oft allzu schnell gegen vermeintlich Besseres aufgeben. Doch stellen Sie sich diese Frage, was immer Sie dagegensetzen: *Auf was können Sie nicht länger als dreißig Tage verzichten? Und auf was wollen Sie nicht verzichten?*

Selten wird Ihnen dabei ein Vergleich gelingen, bei dem Sie Ihr Essen hintanstellen können. Ab einem Monat droht bekanntlich rein physiologisch der Hungertod.

Was dazu manch einem fehlt, ist wie gesagt die Zeit. Doch das ist ein Irrglaube, der sich hinterher immer wieder selbst widerlegt. Denn die Zeit, die Sie mit einer wöchentlichen Planung für Ihre Ernährung und eventuell eben auch für alle anderen Menschen in Ihrem Haushalt verbringen, ist gut investiert.

Sie werden dadurch abwechslungsreicher, ausgewogener und insgesamt gesünder essen. Sie werden gleichzeitig weniger Lebensmittel wegwerfen und damit nicht nur Geld sparen, sondern auch Umwelt und Klima schonen.

Doch zurück zum Thema Zeit. Je nachdem, wie Ihr Alltag sich gestaltet, können Sie gezielt planen. Das funktioniert selbst dann, wenn kein Tag dem anderen gleicht. Sie haben schon im vorigen Schritt Ihr Ernährungsverhalten protokolliert und auch über Ihre alltäglichen Aktivitäten reflektiert. Sie haben also somit alle Informationen, um sich für jeden Tag gezielt ein genussvolles Essenserlebnis zu schaffen. Oder eben auch für Sie und die Menschen, mit denen Sie zusammenleben oder arbeiten. Auf den folgenden Seiten erfahren Sie Weiteres darüber, wie es funktioniert.

Mit der richtigen Grundausstattung fährt sich's besser

Es kann sein, dass Sie bereits ein Vollprofi in der Küche sind. Es kann aber auch sein, dass Sie bisher wenig Erfahrung gesammelt haben. Beides ist weder vor- noch nachteilig. Genauso gibt es Menschen, die eine Vollprofi-Küche mit Ausstattung haben, diese aber kaum nutzen. Wie bei den meisten Hobbys und Sportarten gelingt der Start aber meist besser und steigt die Motivation, wenn das Equipment stimmt. Ein Halbmarathon läuft sich schließlich mit guten Laufschuhen auch deutlich besser als barfuß.

Zum Glück hält eine gute Küchenausstattung deutlich länger als ein Laufschuh, das Geld für gute Qualität ist also bestens angelegt. Viel braucht es auch nicht. Diese Liste soll deshalb zum einen zeigen, was Sie womöglich bei einem Neustart noch benötigen. Aber auch, auf was Sie im Sinne des »Essenzialismus« (siehe Einleitung) verzichten können, wenn alle Schränke aus ihren Nähten platzen. Sehen Sie selbst:

- *Töpfe:* ein großer, hoher Topf; ein mittlerer, hoher Topf; ein kleiner niedriger Topf; ein kleiner Topf mit Stielgriff.
- *Pfannen:* eine Pfanne zum Hocherhitzen, zum Beispiel aus Edelstahl; eine Pfanne mit Antihaftbeschichtung; eine kleine beschichtete Pfanne, zum Beispiel zum Anrösten von Kernen oder Brot.

- *Ofenformen:* eine längliche Ofenform für Aufläufe, Größe je nach Anzahl der Menschen im Haushalt; eventuell zwei unterschiedliche Größen oder Formen.
- *Backformen:* eine Springform, eine Kastenform, eine Pie-Form für Kuchen und Quiches.
- *Messer:* Gemüsemesser (kurz und spitz), Kochmesser (lang), Sägemesser (kurz und lang).
- *Küchenbretter:* eins aus Glas für Fleisch und Fisch, Kunststoff- und/oder Holzbretter für Gemüse und anderes.
- *Geräte:* Küchenwaage, Stabmixer, Blitzhacker, Küchenmaschine für Teige und einen Standmixer zum feinen Pürieren.
- *Zusätzliche Helfer:* Salatschleuder, Zitronenpresse, Knoblauchpresse, Käsereibe, Messbecher, Rührschüssel, luftdicht verschließbare Boxen für Reste.

Schauen Sie, ob Sie fehlende Werkzeuge noch besorgen oder, wenn sie etwas teurer sind, für die Zukunft einplanen können. Auch bei den Küchenhelfern ist es wie mit allen anderen Helfern: Sie bemerken erst, wie sehr sie helfen, wenn Sie sich helfen lassen. Eine kleine Investition zu Beginn ist daher nicht verkehrt, bevor Sie sich wegen zu viel Schnippelei per Hand die Zeit und Motivation stehlen lassen.

Kein Chaos in der Küche

Wie bereits für Kühlschrank und Speiseregal gesagt, gilt für die gesamte Küche: *Mehr Ordnung heißt weniger Chaos.*

Zum Glück gestaltet sich das mit Küchenutensilien wesentlich einfacher als mit Lebensmitteln, denn zwei entscheidende Vorteile sind auf Ihrer Seite: Sie müssen Küchenutensilien nicht ständig neu kaufen und sie verderben auch nicht.

Deshalb gibt es eine einfache Faustregel für die Küchenordnung: »Nach dem Essen ist vor dem Essen.« Alles kommt auf seinen Platz zurück, gesäubert und getrocknet. Das ist in guten Restaurants die Grundregel und deshalb auch für jede normale Küche nicht verkehrt.

Gegebenenfalls haben Sie auch schon ziemlich viele Gerätschaften in der Küche angesammelt. Falls ja, dann teilen Sie jedes Teil einer der folgenden Kategorien zu:

1. Nutze ich niemals:

_____

_____

_____

2. Nutze ich einmal im Jahr:

_____

_____

_____

3. Nutze ich einmal im Monat:

_____

_____

_____

4. Nutze ich täglich:

_____

_____

_____

Nun können Sie sich schon vorstellen, was kommt. Sämtliche Gerätschaften und Utensilien aus Kategorie 1 können Sie verschenken, verkaufen oder zum Wertstoffhof bringen. Bei Kategorie 2 machen Sie den Reality-Check, wie oft Sie das jeweilige Gerät oder Utensil die letzten Jahre tatsächlich genutzt haben. Falls es seit der Anschaffung zweimal in zehn Jahren war, sollte es auf den Prüfstand und eventuell in Kategorie 1. Dinge der Kategorien 3 und 4 sind in jedem Fall für einen festen Platz in der Küche berufen. Aber wo?

Die Aktivitätszonen in Ihrer Küche

Jede Küche hat fünf Zonen, in denen Sie regelmäßig die gleichen Dinge tun. Es ist deshalb natürlich sinnvoll, dort auch die Utensilien aufzubewahren, die gebraucht werden. Die fünf Zonen sind:

1. *Kochzone:* Die Kochzone ist um den Herd gelegen, wo meist auch der Backofen liegt. In dieser Zone sollten Sie alle Pfannen, Töpfe, Ofenformen/-bleche und Kochbesteck aufbewahren, damit Sie es immer schnell zur Hand haben.
2. *Wasch- und Schneidezone:* Diese Zone ist idealerweise zwischen Spülbecken und Herd. Dort werden Zutaten vorbereitet, wenn sie vorher gewaschen, geschält und zerkleinert werden sollen. Deshalb ist es sinnvoll, hier in Greifnähe Küchenmesser, Küchenbretter, Gemüseschäler, Blitzhacker, Salatschleuder und Abtropfsiebe zu platzieren. Von der Wasch- und Schneidezone können die Zutaten direkt in die Töpfe und Pfannen in die Kochzone wandern.
3. *Mischzone:* Die Mischzone ist bei ausreichend Platz am besten auf der anderen Seite der Herdplatte angesiedelt. Je nach Küchensituation kann sie auch auf einer Kücheninsel oder an anderer Stelle Platz finden. Dort können Backmischun-

gen, Soßen, Dips und alle anderen Arten von Mischungen vorbereitet werden. Hier sollten daher auch Küchenmaschine und Standmixer stehen. Küchenbesteck wie Schneebesen oder Rührlöffel sind entweder in der Kochzone in Greifnähe oder können in der Mischzone noch mal platziert werden. Doppelt hält hier meist auch besser. Was auf jeden Fall dort bereitstehen sollte, sind eine Küchenwaage und ein Dosierlöffel, sodass Sie für das Ansetzen von Mischungen nicht lange suchen müssen.

4. *Spülzone:* Diese Zone ist sicher nicht der beliebteste Aufenthaltsort. Sie ist am besten auf einer Seite des Spülbeckens gelegen. Dort sollten Spülbürsten, Spülmittel, Schwämme und Trockentücher aus Stoff sowie Papier griffbereit sein. Außerdem ist ein Abtropfgestell oder eine faltbare Saugmatte für Geschirr, Töpfe und Besteck immer hilfreich für kleine Abwaschmengen. Für schnelle Abläufe befinden sich dort in den Ober- und Unterschränken sowie Schubladen in direkter Nähe auch die Aufbewahrungsorte für Teller, Tassen, Gläser und Besteck.

5. *Reinigungszone:* Dies ist eigentlich keine richtige Zone, denn sie gehört direkt unter die Spülzone. Es ist der Aufbewahrungsort für Reinigungsmittelvorräte, Spülhandschuhe und auch Reserven an Spülbürsten, Schwämmen und anderen Reinigungsutensilien. Außerdem können hier auch Abtropfgestelle und Spülschüsseln verstaut werden, wenn sie gerade nicht in Gebrauch sind. Der Küchenabfall findet meist auch seinen Platz unter der Spüle. Verwenden Sie verschließbare Mülleimer, damit die Hygiene in der Reinigungszone eingehalten wird. Für den Bioabfall ist ein kleiner verschließbarer Eimer in der Wasch- und Schneidezone sinnvoll, wo die meisten Bioabfälle auftauchen. Am besten immer danach leeren, damit der Bioabfall kein »Eigenleben« entwickelt. Kleine Eimer sind daher sinnvoll.

Fitness mit dem schnellen Küchenputz in sechs Schritten

Nicht die beliebteste Arbeit, aber absolut notwendig – und als kleiner Bonus: der Küchenputz. Und wie Sie schon direkt zu Beginn des Buches (Seite 12 f.) gesehen haben: Küchenarbeit ist ein echtes Fitnessprogramm, Sie verbrennen dabei mindestens doppelt bis dreifach so viele Kalorien als auf dem Sofa sitzend. Wie immer ist es auch hier sinnvoll, sich an einen Plan zu halten, denn regelmäßig ein bisschen Schmutz wegzuwischen ist zeitsparender, als zwischendurch den großen Schmutz der letzten Wochen oder gar Monate zu beseitigen. Von den Kleinstlebewesen in Ihrer Küche ganz zu schweigen, denn die nutzen jeden Tag aus, um mit Überbleibseln des Küchenalltags ihre Vermehrung anzufeuern. Die Faustregel »Nach dem Essen ist vor dem Essen« gilt ja für jeden Tag und jede Mahlzeit, versuchen Sie zusätzlich einmal pro Woche, den folgenden Sechs-Punkte-Plan durchzuführen (er dauert etwa eine Stunde):

1. *Arbeitsflächen, Wände, Schranktüren und andere Oberflächen:* Besprühen Sie sämtliche Oberflächen mit Spülwassermischung. 5 Minuten einwirken lassen und dann mit einem feuchten Küchenlappen überall drüberwischen.

2. *Spül- und Waschbecken:* Verstöpseln Sie die Becken, besprühen Sie alle Becken mit Spülwassermischung und lassen Sie diese 5 Minuten einwirken. In der Zwischenzeit kochen Sie eine Ladung Wasser auf, einfach den Wasserkocher maximal auffüllen. Notfalls zweimal, wenn mehrere Becken zu versorgen sind. Das kochend heiße Wasser rundum an den Beckenrändern in die Spülbecken einlaufen lassen und dann das gesamte kochend heiße Wasser einfach darin stehen lassen, bis es abgekühlt ist. So töten Sie Keime effektiv ab, denn die Spüle ist oft Tummelplatz für mehr Keime als in unserer Toilette, und Spülmittel allein reicht nicht aus. Am Ende mit dem Spülschwamm und dem Restwasser einmal richtig

durchwischen. Und wichtig: Alle Handtücher, Spülschwämme, Küchenlappen einmal die Woche wechseln und bei mindestens 60 Grad in die Wäsche geben!

3. *Sonderbehandlung für Herdplatte und Backofen:* Für festgebackene Essensreste gibt es Spezialreiniger, von denen Sie einfach eine passende Flasche für Ihr Kochfeld oder Ihren Backofen vorrätig haben sollten. Damit können Sie ergiebig alles einsprühen, einwirken lassen und dann mit einem Mikrofasertuch ordentlich Reste wegschrubben. Für enge Kanten und Winkel ist eine Bürste oder eine alte gebrauchte Zahnbürste hilfreich. Ein Spachtel oder Schaber kann bei steinharten Rückständen den Widerstand brechen.

4. *Innenreinigung:* Öffnen Sie alle Ober- und Unterschränke und schauen Sie, ob Krümel, Staub, Schmutz oder Fettflecken zu sehen sind. Dann die Schränke entweder wie bei den Oberflächen und Wänden einmal mit Spülwassermischung einsprühen und auswischen oder einfach mit einem feuchten Küchenlappen einmal oberflächlich auswischen. Wichtig: den Kühlschrank nicht vergessen!

5. *Abfallleerung:* Leeren Sie alle Abfalleimer (auch Bioabfall) aus, es sei denn, die Eimer sind kaum mehr als halb voll. Sprühen Sie die Stellflächen und Abfalleimer (auch innen) kurz mit Spülwassermischung ein und lassen Sie alles 5 Minuten einwirken. Den Bioabfalleimer zusätzlich wie die Spülbecken mit kochend heißem Wasser ausgießen und für 5 bis 10 Minuten stehen lassen. Wischen Sie anschließend alles einmal ab, die Innenräume der Abfalleimer mit Küchenpapier, das danach direkt in den Abfall wandert. Neue Mülltüten in die Abfalleimer, alles wieder einräumen – fertig.

6. *Der Boden kommt zum Schluss:* Küchenstühle hochstellen, einmal staubsaugen, dann mit warmer Spülwassermischung einmal feucht den Boden wischen.

Versuchen Sie, Ordnung und Sauberkeit in der Küche routine-mäßig einzuplanen. Finden Sie Ihren eigenen Rhythmus, wenn es nicht jede Woche möglich ist, dann vielleicht jede zweite? Wenn Sie nicht jede Woche oder alle zwei Wochen zum Zug kommen können, dann schauen Sie einfach, welchen der Punkte Sie mit Priorität angehen können: Zum Beispiel ist das Reinigen von Spül- und Waschbecken sowie das Leeren des Abfalls mindestens jede Woche notwendig, das Auswischen der Innenräume nicht. Wenn Sie allein oder zu zweit im Haushalt leben oder die Küche gar nicht so oft nutzen, weil Sie oft außer Haus sind, hält der Küchenputz länger vor als bei einer Groß-familie.

Und damit kommen wir zum nächsten Punkt: Probieren wir doch einmal ein paar Rezepte aus.

Family-, Solo-, Business-Time: Kochen lohnt sich immer

Sie haben nun wirklich einen Rundumschlag durch Ihre Kü-che und Ihre Ernährung gemacht. Doch der Alltag hat uns oft-mals schnell wieder im Griff, vor allem dann, wenn Beruf oder Familie den gewohnten Tribut fordern. Und auch wenn je-mand einen Singlehaushalt führt, steht oftmals die Frage im Raum: Lohnt es sich überhaupt zu kochen? Aus Erfahrung mit vielen unterschiedlichen Koch- und Rezeptbüchern können meine Frau und ich Ihnen sagen, dass es sich lohnt. Es gibt für jeden Topf den richtigen Deckel, wie es so schön heißt und was unser Thema wie die Faust aufs Auge trifft. Wir haben deshalb drei Rezepte ausgesucht, die Sie einmal je nach Ihrem Bedarf ausprobieren können, um überhaupt zu starten.

In den Literaturhinweisen im Anhang finden Sie Koch-bücher, die sich bewährt haben. Lassen Sie sich keinesfalls von kleinen Startschwierigkeiten abschrecken, sondern probieren Sie immer weiter aus, was wie bei Ihnen am besten funktioniert!

Diese drei Rezepte, abgeleitet von den empfehlenswerten Kochbüchern von Martin Kintrup, sollen Ihnen exemplarisch zeigen, wie Sie für sich selbst, für unterwegs und für die Familie mit geringem Aufwand lecker und gesund Mahlzeiten planen und zubereiten können. Wir haben dazu Varianten ergänzt für den Fall, dass Sie die Rezepte vegan, vegetarisch oder für mehr Abwechslung anders gestalten möchten.

Die Zutaten sind jeweils für eine Portion bemessen. Brauchen Sie mehr, multiplizieren Sie die Mengen einfach mit der Anzahl der Personen.

Info-Box: Rezepte einfach anpassen

Sie haben schon Rezepte, die gut funktionieren? Sehr gut, dann können Ihnen die folgenden Beispiele auch einfach als Anregung dienen, diese Rezepte etwas zu variieren. Können Sie zum Beispiel eine vegetarische oder vegane Variante daraus ableiten? Oder lassen sich einzelne Rezepte auch gut für Mittagessen am Arbeitsplatz verwerten? Letztlich können Sie Ihrer Kreativität freien Lauf lassen und notfalls bietet Ihnen das Tellermodell auf Seite 110 immer eine Basisorientierung, wie Sie zu einer ausgewogenen Mahlzeit gelangen können, indem Sie Ihre Lieblingsrezepte abwandeln oder ergänzen.

Obstsalat mit Käse

2 Teelöffel Zitronensaft
1 Teelöffel Honig
1 Prise Zimtpulver
Salz und Pfeffer
100 Gramm Weintrauben (kernlos)

50 Gramm Heidelbeeren
2 gelbe Pflaumen
30 Gramm Pecorino
1 Handvoll Brotchips
2 Esslöffel Walnusskerne

1. Zitronensaft mit Honig und Zimt zu einem Dressing verrühren. Mit Salz und Pfeffer abschmecken.
2. Das Obst waschen und gegebenenfalls entkernen, dann mit dem Dressing in einer Schüssel mischen.
3. Käse in kleine Stücke schneiden, dann mit Brotchips und Walnüssen ebenfalls in einer kleinen Schüssel mischen.

Varianten:
- Vegan: Agavendicksaft, Käseersatz.
- Lunch to go: Obstmischung sowie Käse & Co. separat in verschließbare Dosen oder Gläser füllen.
- Tauschbörse: Birne statt Weintrauben, Brombeeren statt Heidelbeeren, Zwetschgen, Mirabellen oder Mandarinen statt Pflaumen.
- Tipp: Das Rezept für mehrere Personen zum Brunch, Mittag- oder Abendessen einfach nach Anzahl der Personen multiplizieren. Überschüssiges Obst zu einem Smoothie zum Frühstück verarbeiten.

Nährwert:
- Fett: 34 Gramm
- Kohlenhydrate: 57 Gramm
- Eiweiß: 15 Gramm
- Energie: 605 Kilokalorien

Linsen-Trauben-Salat

50 Gramm Belugalinsen

50 Gramm Speckwürfel

Butter zum Anrösten

1 große Karotte

Öl

½ Bund Frühlingszwiebeln

100 Gramm Weintrauben (kernlos)

50 Gramm fertige Salatmischung

Weißweinessig und Öl

Salz und Pfeffer

1 Scheibe Toastbrot

1. Die Belugalinsen in 100 Milliliter kochendem Wasser 25 bis 30 Minuten bissfest garen.
2. Speck in einer beschichteten Pfanne mit etwas Butter anrösten.
3. Die Karotte schälen, längs halbieren und die Hälften in schmale Scheiben schneiden, dann für 5 Minuten in einem Topf mit etwas Öl bissfest garen.
4. Die Frühlingszwiebeln in schmale Streifen schneiden.
5. Die Weintrauben und den Salat waschen, Weintrauben trocken tupfen und den Salat trocken schleudern.
6. Entweder alles in einer Schüssel mischen und mit je 1 Esslöffel Essig und Öl sowie etwas Salz und Pfeffer anmachen. Zum Salat eine Scheibe getoastetes Brot servieren.

Varianten:

- Vegan: Räuchertofu, Kokosfett.
- Lunch to go: Die Zutaten oder Alternativen in ein verschließbares Glas schichten. Dressing separat abfüllen.
- Tauschbörse: Thunfisch, Garnelen oder Ei statt Speck, rote oder gelbe Linsen statt Belugalinsen.

Nährwert:

- Fett: 34 Gramm
- Kohlenhydrate: 48 Gramm
- Eiweiß: 20 Gramm
- Energie: 585 Kilokalorien

Ofengemüse mit Ziegenkäse

200 Gramm festkochende Kartoffeln
1 rote Paprika
2 Esslöffel Olivenöl
1 kleiner Zucchino
100 Gramm Kirschtomaten
2 Esslöffel Oliven (kernlos)
2 Esslöffel italienische Kräutermischung, TK oder
    Kräuter der Provence (siehe Seite 163)
70 Gramm Ziegenkäserolle
2 Teelöffel Honig
Salz und Pfeffer

1. Den Backofen auf 230 °C vorheizen. Ein Backblech mit Backpapier auslegen oder eine Ofenform einfetten.
2. Kartoffeln gut waschen und dann in schmale Spalten schneiden. Die Paprika entkernen und in schmale Streifen schneiden. Kartoffeln und Paprika mit 1 Esslöffel Olivenöl mischen und für 10 Minuten auf dem Blech oder in der Ofenform im Ofen garen.
3. Den Zucchino waschen, längs halbieren und die Hälften in schmale Streifen schneiden. Tomaten waschen und mit Zucchino, Oliven, Kräutern und 1 Esslöffel Olivenöl mischen.
4. Die Mischung auf Kartoffeln und Paprika verteilen und alles noch mal 20 Minuten im Ofen garen.
5. Nach 20 Minuten den Ziegenkäse mit dem Honig beträufeln und auf das Ofengemüse legen, für 5 Minuten überbacken. Mit Salz und Pfeffer abschmecken und warm servieren.

Varianten:

- Vegan: Käseersatz oder Soja-Hack, Agavendicksaft.
- Lunch to go: In verschließbare Gläser oder Dosen füllen.
- Tauschbörse: Süßkartoffel oder Maniok statt Kartoffel, gelbe, grüne oder orange Paprika statt roter Paprika, Aubergine statt Zucchino, getrocknete Tomaten oder eingelegte Artischocken statt Kirschtomaten.
- Tipp: Die doppelte Menge Ofengemüse zubereiten und jeweils an zwei Tagen nach einer Variante abwechseln. Oder die dreifache Menge zubereiten und eine Portion einfrieren für die nächsten Tagen/Woche.

Nährwert:

- Fett: 35 Gramm
- Kohlenhydrate: 39 Gramm
- Eiweiß: 25 Gramm
- Energie: 575 Kilokalorien

Für jeden Notfall vorbereitet

Hier kommt für Sie noch mal kompakt und übersichtlich, was Sie immer im Alltag in Kühlschrank und Speisekammer haben sollten, damit Sie auch mal improvisieren können, wenn der Einkauf verschoben wurde. Und außerdem erfahren Sie, wie Sie Erste Hilfe bei kleinen Pannen in der Küche leisten können.

Capsule-Kühlschrank und -Speisekammer

Es gibt eine kleine Menge an Lebensmitteln, die wir regelmäßig zu Hause vorhalten können, weil sie immer wieder in allen möglichen Rezepten vorkommen oder weil man mit ihnen relativ einfach eine schnelle gesunde Mahlzeit zubereiten kann. Die Bezeichnung »Capsule-Kühlschrank und -Speisekammer« bedeutet deshalb so viel wie »Stand-by«-Zustand. Der Begriff stammt aus der Modebranche: Unter »Capsule Wardrobe« – wörtlich etwa »gekapselter Kleiderschrank« – versteht man eine Garderobe aus möglichst wenigen essenziellen Kleidungsstücken, die nicht aus der Mode kommen und die man gut untereinander kombinieren kann. Die Auswahl und Aufzählung der Lebensmittel ist ein Vorschlag, den Sie beliebig so verändern können, wie es Ihrer Ernährungsweise oder Ihren Vorlieben entspricht. Ein relativ fester und konstanter Kern an Lebensmitteln wird sich dennoch herauskristallisieren.

Ein anderes Beispiel für Capsule-Kühlschrank und -Speisekammer ist auch die schon vorgestellte Ernährungsvorsorge-Einkaufsliste (siehe Seite 109). Sie sehen schon, dass es diverse Möglichkeiten gibt, eine eigene Auswahl zusammenzustellen. Die nächste Abbildung macht Ihnen einen Vorschlag zum Loslegen.

Menschen, die einer veganen, vegetarischen oder anderen Ernährungsweise folgen, können inzwischen mit einem großen Angebot an Fleisch-, Milch- oder Ei-Ersatz einen soliden Grundstock an Lebensmittelvorräten bilden, der für den Alltag ausreichend Abwechslung und Genuss bietet. Die meisten Supermärkte und Bioläden haben ihr Sortiment entsprechend ausgeweitet, fragen Sie aber dennoch immer nach, wenn Sie etwas nicht angeboten bekommen, so erhöht sich die Wahrscheinlichkeit, dass der Händler die Ware zukünftig bestellt. Der Kunde bestimmt immer das Angebot, doch dazu muss der Händler erst einmal darüber Bescheid wissen!

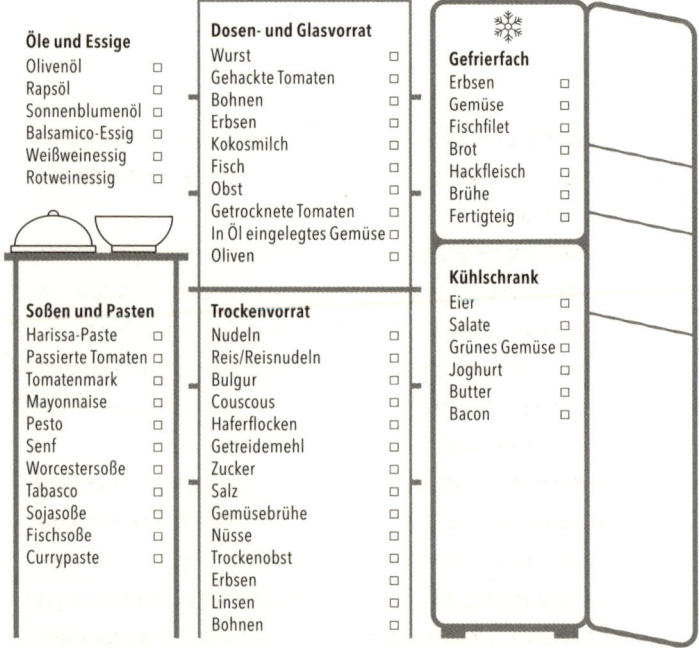

Öle und Essige
Olivenöl ☐
Rapsöl ☐
Sonnenblumenöl ☐
Balsamico-Essig ☐
Weißweinessig ☐
Rotweinessig ☐

Dosen- und Glasvorrat
Wurst ☐
Gehackte Tomaten ☐
Bohnen ☐
Erbsen ☐
Kokosmilch ☐
Fisch ☐
Obst ☐
Getrocknete Tomaten ☐
In Öl eingelegtes Gemüse ☐
Oliven ☐

Gefrierfach
Erbsen ☐
Gemüse ☐
Fischfilet ☐
Brot ☐
Hackfleisch ☐
Brühe ☐
Fertigteig ☐

Kühlschrank
Eier ☐
Salate ☐
Grünes Gemüse ☐
Joghurt ☐
Butter ☐
Bacon ☐

Soßen und Pasten
Harissa-Paste ☐
Passierte Tomaten ☐
Tomatenmark ☐
Mayonnaise ☐
Pesto ☐
Senf ☐
Worcestersoße ☐
Tabasco ☐
Sojasoße ☐
Fischsoße ☐
Currypaste ☐

Trockenvorrat
Nudeln ☐
Reis/Reisnudeln ☐
Bulgur ☐
Couscous ☐
Haferflocken ☐
Getreidemehl ☐
Zucker ☐
Salz ☐
Gemüsebrühe ☐
Nüsse ☐
Trockenobst ☐
Erbsen ☐
Linsen ☐
Bohnen ☐

Capsule-Kühlschrank und Speisekammer

Zeitsparer und Pannenhilfe

Wenn man ein Buch wie dieses liest, müsste in der Realität eigentlich alles rundlaufen. Das tut es aber bekanntlich nicht. Bei niemandem, denn zum Glück hat das Leben noch die ein oder andere Überraschung zu bieten, gute wie weniger gute. Sei es, dass Sie am Abend mit einer spontanen Einladung in Ihr Lieblingsrestaurant überrascht werden oder dass Ihnen das Essen anbrennt, weil Sie fünf Minuten zu lang einem interessanten Podcast gelauscht haben. Von einem hektischen Alltag einmal ganz abgesehen, wo Ihnen die kleinsten Kochvorbereitungen schon wie ein Mammutprojekt vorkommen. Dafür gibt es zum Glück meistens eine Lösung, schauen Sie mal.

Top-5-Zeitsparer

1. *Einmal kochen, mehrfach essen:* Es ist kein großes Geheimnis, aber es muss geplant sein. Kochen Sie die mehrfache Menge des Rezepts und frieren Sie einige Portionen ein.
2. *Basiswürze immer griffbereit:* Kaufen Sie ein ganzes Kilogramm rote und weiße Zwiebeln. Hacken Sie alles schön klein, per Hand oder mit dem Blitzhacker, und frieren Sie den Zwiebel-Mix portionsweise ein. Knoblauch oder Kräuter können ebenfalls hinzugefügt werden. Frisch sind die Zutaten natürlich immer aromatischer, aber bei knapper Zeit ist der Do-it-yourself-Zwiebel-Mix eine echte Hilfe!
3. *Weinwürfel zum Kochen:* Restwein kann würfelweise eingefroren werden, sodass Sie zum Kochen immer eine kleine Portion verfügbar haben und nicht gleich eine Flasche öffnen müssen – es sei denn, Sie haben auch noch Weinbegleitung geplant. Funktioniert auch gut mit Zitronensaft, wenn mal wieder eine komplette Zitrone für einen Teelöffel Saft dran glauben musste. Ebenso mit übrig gebliebenem Eiweiß.

4. *Anrichten:* Wenn Sie allein oder zu zweit sind und es eilig haben, richten Sie die Mahlzeiten schnell auf dem Teller an. Ab drei Personen lohnt sich zeitlich die Selbstbedienung aus Töpfen, Schalen und Essplatten auf dem Tisch.

5. *Koch-Briefing am Vorabend:* Lesen Sie Rezepte einmal komplett durch. Haben Sie alle Zutaten? Kann Tiefkühlware wie Fleisch oder Fisch schon über Nacht auftauen? Müssen Hülsenfrüchte einweichen? Brauchen Sie Hilfe beim Kochen? So vermeiden Sie nervige Überraschungen zur Primetime.

Top-5-Pannenhelfer

1. *Zu viel gesalzen:* Fügen Sie dem Gericht einfach etwas Honig oder Zitronensaft hinzu, je nachdem, ob süß oder sauer besser harmoniert. Da sich alle Geschmacksrichtungen auf der Zunge den gleichen Weg ins Gehirn teilen müssen, können Sie jede Geschmacksrichtung mit einer anderen ein bisschen ausbremsen.

2. *Angebranntes Essen:* kein Grund, Essen wegzuwerfen. Entfernen Sie die angebrannte Schicht und braten, backen oder garen Sie die Seite noch einmal nach. Brandgeruch können Sie mit einem Glas Essigwasser oder bei großen Räumen mit einem ganzen Eimer Essigwasser wieder einfangen.

3. *Schlaffes Gemüse oder Salat:* einfach für 15 bis 20 Minuten in frisches und kaltes Wasser legen.

4. *Graues Fleisch:* Wenn das Verzehrdatum noch nicht abgelaufen ist, dann können Sie Fleisch einfach mit Salz abreiben und anschließend unter lauwarmem Wasser abwaschen. So kommt die frische Farbe wieder, und es bekommt noch mehr Geschmack.

5. *Weiche Nudeln:* kein Problem. Zerlassen Sie etwas Butter oder Pflanzenmargarine in einer großen Pfanne und schwenken Sie die Nudeln darin so lange, bis sie wieder etwas bissfester geworden sind.

Zum Schluss:
Dabeibleiben ist alles!

Sie haben nun einen wirklich intensiven Umwandlungspro-
zess hinter sich. Sie haben Ihren Kühlschrank, Ihre Regale,
Schränke oder Speisekammer neu organisiert. Sie haben ein
neues Orientierungssystem geschaffen, mit dem Sie für sich
und alle Ihre Lieben eine gesunde und nachhaltige Ernährung
möglich machen können.

Sicher haben Sie auch die ein oder andere neue Erkenntnis
gewonnen, was einzelne Lebensmittel, ihren Nährwert und
sonstige Eigenschaften betrifft. Sie haben sich richtig Mühe gegeben!

Sie wissen, wie Sie einfach und effizient Ihre Mahlzeiten planen und wie Sie mit einem Blick auf den Energiegehalt der
Lebensmittel sogar Ihr Körpergewicht beeinflussen können,
wenn Sie das möchten.

Nun geht es darum, dass Sie sich dieses Fundament
um jeden Preis erhalten und weiter darauf aufbauen. Lassen
Sie sich keinesfalls durch die Tücken des Alltags von Ihrem
Weg abbringen. Bleiben Sie auch weiter offen für neue Ideen,
Lebensmittel und Ernährungsweisen, die Ihr Interesse we-
cken.

Doch bleiben Sie auch kritisch, wenn Ihnen das Blaue vom
Himmel versprochen wird, wie zum Beispiel schnelle Ab-
nehm- oder Heilerfolge. Wenn Sie »Verbotslisten« für Lebensmittel sehen, die Sie angeblich nicht mehr essen dürfen,
weil Ihnen sonst wahlweise Krankheiten oder direkt der Welt-
untergang drohen. Bleiben Sie auch kritisch, wenn Ihnen

noch so überzeugende Argumente, sei es von Experten oder Prominenten, vorgebracht werden, die zu schön sind, um wahr zu sein.

Fangen Sie gleich mit diesem Buch an, hinterfragen Sie die Informationen, die ich Ihnen geliefert habe. Gleichen Sie Ihre eigenen Erfahrungen und Ihr Wissen damit ab und suchen Sie weiter nach Antworten auf Ihre Fragen.

Bleiben Sie kritisch und aufgeschlossen zugleich, so wird Ihr eigenes Interesse an einer gesunden, abwechslungsreichen und nachhaltigen Ernährung ein Feuer in Ihnen entfachen, das noch lange brennen wird!

Danksagung

Forschungsergebnisse der Ernährungswissenschaft und Ernährungsmedizin liefern beständig neue Erkenntnisse, die uns bei einer gesunden und nachhaltigen Ernährung helfen sollen. Mit der Fülle von Tipps und Ratschlägen, die daraus entstehen, sind viele Menschen im Alltag rasch überfordert. Wir bedanken uns deshalb beim Verlag Droemer Knaur und besonders bei Sabine Jaenicke und Tamara Fromme für die gute Zusammenarbeit bei der Ideenfindung und Umsetzung dieses Projektes, das einen alltagsnahen und praktischen Ansatz für gesunde und nachhaltige Ernährung verfolgt – ausgehend von der eigenen Küche und vom eigenen Kühlschrank. Außerdem bedanken wir uns bei Ralf Lay für die hervorragende Redaktion und bei allen weiteren Menschen, die dieses Projekt begleitet haben.

Anhang

Quellen und zum Weiterlesen

Baulinks.de Media & Werbung: Sanitized Silber verspricht mehr Hygiene im Kühlschrank, https://www.baulinks.de/webplugin/2004/0734.php4, abgerufen am 8.5.2021

Bundesministerium für Ernährung und Landwirtschaft (BMEL): https://www.bmel.de/DE/themen/ernaehrung/lebensmittel-verschwendung/studie-lebensmittelabfaelle-deutschland.html, abgerufen am 8.5.2021

Bundeszentrum für Ernährung: Planetary Health Diet – Speiseplan für eine gesunde und nachhaltige Ernährung, https://www.bzfe.de/nachhaltiger-konsum/lagern-kochen-essen-teilen/planetary-health-diet/, abgerufen am 8.5.2021

Compendium of Physical Activities, https://sites.google.com/site/compendiumofphysicalactivities/, abgerufen am 8.5.2021

Deutsche Gesellschaft für Ernährung (DGE): 13. Ernährungs-bericht, Bonn 2016, S. 207, https://www.dge.de/wissenschaft/ernaehrungsberichte/13-dge-ernaehrungsbericht/?L=0, abgeru-fen am 8.5.2021

Greger, M.: *How Not to Diet*, Flatiron Books, London 2019

Hammersley, T.: *Platz schaffen. Wie Sie Ihr Zuhause optimal organi-sieren*, mvg, München 2017, S. 37 ff.

Herring, L.: *Die Keine-Zeit-zu-kochen-Küche*, Dorling Kindersley, München 2016, S. 12 ff.

Hirsch, S., und F. Grünberger: *Die Kräuter in meinem Garten*, Freya, Linz 2018, S. 4 ff.

Kintrup, M.: *Food for Future. Das restlos gute Kochbuch* (Saisonkalender), Südwest, München 2020

–, *Lunch to go für Faule*, Gräfe und Unzer, München 2018, S. 122

–, *Single-Küche für Faule*, Gräfe und Unzer, München 2017, S. 26, 80

Kompetenzzentrum für Ernährung (KErn): Bayerischer Saisonkalender, https://www.kern.bayern.de/saisonkalender, abgerufen am 8.5.2021

Lenz, C.: *Quickfinder Küchenwissen*, Gräfe und Unzer, München 2008

Nichterl, C.: *Kraftvolle Gewürz-Küche*, Kneipp Verlag, Wien 2018, S. 124 ff.

Souci, S. W., W. Fachmann und H. Kraut: *Lebensmitteltabelle für die Praxis*, Wissenschaftliche Verlagsgesellschaft, Stuttgart 2011

Tafel Deutschland: Das Mindesthaltbarkeitsdatum, https://www.tafel.de/themen/nachhaltigkeit/mhd/, abgerufen am 8.5.2021

The EAT-Lancet Commission on Food, Planet, Health: The Planetary Health Diet, https://eatforum.org/eat-lancet-commission/the-planetary-health-diet-and-you/, abgerufen am 8.5.21

Townley, Ewer C.: *Nie wieder Chaos! So bekommen Sie Ihren Haushalt in den Griff*, Dorling Kindersley, München 2007, S. 92 ff.

Verbraucherzentrale Bundesverband: Saisonkalender Heimisches Obst und Gemüse: Wann gibt es was?, https://www.verbraucherzentrale.de/sites/default/files/migration_files/media222992A.pdf, abgerufen am 8.5.2021

Kochbuchreihen:

»Easy«-Kochbücher, Zabert Sandmann

»Für Faule«-Kochbücher, Gräfe und Unzer

»Goldene« Kochbücher, Gräfe und Unzer

Nährstofftabellen und Gewürzmischungen

Welche Nährstoffe stecken worin, und wozu sind sie gut?

Nährstoff	Geeignete Quellen	Immunabwehr und Stressschutz	Fitness	Herzgesund	Starke Nerven	Anti-Aging	Starke Knochen	Schöne Haut, Nägel und Haare	Gesunde Augen
Vitamin A	in Eiern, Käse, Milch	•							•
Betacarotin	in grünen, roten, gelben Gemüse- und Obstsorten	•						•	•
Vitamin D	in Pilzen, Hering, Makrele, Eiern	•					•		
Vitamin E	in Pflanzenölen, Nüssen, Vollkorn, Avocado	•				•			•
Vitamin B$_1$	in Vollkornprodukten, Haferflocken, Sonnenblumenkernen, Fleisch			•	•				
Vitamin B$_2$	in Milchprodukten, Fisch, Eiern			•		•		•	•
Vitamin B$_3$	in Fleisch, Fisch, Kartoffeln, Kaffee		•					•	
Vitamin B$_6$	in Kartoffeln, Bananen, Hühner- und Schweinefleisch	•		•	•	•			
Folsäure	in dunkelgrünem Blattgemüse, Erdnüssen, Orangensaft	•		•	•	•			
Biotin	in Eiern, Nüssen, Haferflocken, Champignons					•		•	
Vitamin B$_{12}$	in Fleisch, Fisch, Eiern, Milchprodukten	•		•	•	•			
Vitamin C	in Gemüse, Obst, Kartoffeln	•		•	•	•			•
Kalzium	in Milchprodukten, Brokkoli, Grünkohl					•	•		
Eisen	in Fleisch, Wurst, Pilzen, Hirse	•	•						
Jod	in Meeresfisch, Jodsalz, Milch, Eiern		•						
Magnesium	in Vollkornprodukten, grünem Gemüse, Nüssen			•	•	•	•		
Selen	in Fisch, Eiern, Fleisch, Vollkorn							•	•
Zink	in Milchprodukten, Fleisch, Vollkorn, Fisch	•	•			•	•	•	•
Omega-3-Fettsäuren	in Rapsöl, Nüssen, Fisch			•					
Flavonoide	in pflanzlichen Lebensmitteln (Äpfeln, Zwiebeln, Grüntee)	•		•					
Carnitin/Kreatin	wird vom Körper selbst produziert		•	•					
Phytoöstrogene	in Sojabohnen, Hülsenfrüchten, Leinsamen, Gemüse					•			
Kieselerde	in Vollkornprodukten, Kartoffeln, Kohl, Hülsenfrüchten							•	

Nährstoffe in regionalen Obstsorten (Auswahl)

Mengeneinheit in	Kohlenhydrate	Ballaststoffe	Mineralstoffe	Vitamin A	Vitamin E	Vitamin K	Vitamin B₁	Vitamin B₂	Vitamin B₃	Pantothensäure	Vitamin B₆	Folsäure	Vitamin C
	g	g	g	µg	µg	µg	µg	µg	µg	µg	µg	µg	mg
Äpfel*	11,4	2	0,3	5,7	490	3,7	35	32	300	100	103	7,5	12
Aprikosen*	8,5	1,5	0,7	280	500	3,3	40	53	770	290	70	4	9,4
Birnen	12,4	3,3	0,3	2,6	430	4,9	33	38	220	62	15	14	4,6
Brombeeren	6,2	3,2	0,5	45	720	k.A.	30	40	400	220	50	k.A.	17
Erdbeeren*	5,5	1,6	0,5	3	120	5	31	54	510	300	60	43	57
Heidelbeeren*	6,1	4,9	0,3	5,7	2100	12	20	20	400	160	60	11	22
Himbeeren	4,8	4,7	0,5	3,8	912	10	23	50	300	300	75	30	25
Johannisbeeren, rot	4,8	3,5	0,6	4,2	715	11	40	30	230	60	45	11	36
Johannisbeeren, schwarz*	6,1	6,8	0,8	14	1900	30	51	44	280	400	80	9	177
Kirschen (süß)	13,3	1,3	0,5	5,8	130	1,5	39	42	270	190	45	52	15
Kiwi*	9,1	2,1	0,7	7,5	k.A.	33	17	50	410	k.A.	k.A.	k.A.	44
Mirabellen	14	k.A.	0,5	38	k.A.	k.A.	60	40	600	k.A.	k.A.	k.A.	7,2
Pfirsiche*	8,9	1,9	0,5	16	970	2,3	27	51	850	140	26	2,7	9,5
Pflaumen*	10,2	1,6	0,5	65	860	8,3	72	43	440	180	45	2	5,4
Quitten	7,3	5,9	0,4	5,5	k.A.	k.A.	30	30	200	k.A.	k.A.	k.A.	13
Stachelbeeren	7,1	3	0,5	18	621	k.A.	16	18	250	200	15	19	35
Weintrauben*	15,2	1,5	0,5	5,5	670	15	46	25	230	63	73	43	4,2

Legende: Mittelwert   Maximum   Minimum   k.A. = keine Angabe   *Top-Nährstofflieferanten

Nährstoffe in regionalen Gemüsesorten (Auswahl, diese und folgende Seite)

Mengeneinheit in	Proteine	Kohlenhydrate	Ballaststoffe	Mineralstoffe	Vitamin A	Vitamin E	Vitamin K	Vitamin B₁	Vitamin B₂	Vitamin B₃	Pantothensäure	Vitamin B₆	Folsäure	Vitamin C
	g	g	g	g	µg	µg	µg	µg	µg	µg	µg	µg	µg	mg
Artischocken	2,4	2,6	10,8	1,3	17	190	k.A.	140	12	900	k.A.	k.A.	k.A.	7,6
Auberginen	1,2	2,5	2,8	0,5	7,2	30	0,5	38	45	600	230	68	31	5
Blumenkohl	2,5	2,3	2,9	0,8	1,7	89	57	88	92	600	1000	200	88	64
Bohnen	2,4	5,1	1,9	0,7	59	132	47	76	111	600	500	264	70	19
Broccoli	3,8	2,7	3	1,1	146	621	155	102	178	1000	1300	280	114	94
Champignons/Pilze*	2,7	0,6	2	1	1,7	116	14	92	422	5200	k.A.	65	25	4,9
Chicorée	1,2	2,4	1,3	0,8	572	k.A.	k.A.	58	36	240	k.A.	48	50	8,7
Chinakohl	1,1	1,2	1,9	0,6	71	240	80	33	37	400	200	121	66	26
Erbsen*	6,6	12,3	4,3	0,9	72	257	29	300	160	2400	720	160	159	25
Fenchel/Blatt*	2,4	2,8	4,2	1,7	783	k.A.	240	230	110	200	250	100	100	93
Fenchel/Knolle	1,4	3	2	1	23	k.A.	k.A.	33	110	200	k.A.	59	37	9
Grünkohl*	4,3	2,5	4,2	1,7	862	1700	817	100	250	2100	1400	250	187	105
Gurke	0,6	1,8	0,5	0,6	62	63	13	18	30	200	240	35	15	8
Kartoffeln*	2	14,8	2,1	1	0,9	53	2,1	110	47	1200	400	307	22	17
Knollenselerie	1,6	2,3	4,2	0,9	2,5	540	41	36	70	900	510	200	76	8,3
Kohlrabi	1,9	3,7	1,4	1	33	k.A.	7	48	46	1800	100	71	70	63

Legende: Mittelwert Maximum Minimum k.A. = keine Angabe *Top-Nährstofflieferanten

161

Gemüse													
Kürbis	1,1	4,6	2,2	0,8	128	1100	k.A.	47	65	500	400	110	36	12
Lauch	2,1	3,3	2,3	0,9	123	529	47	79	68	500	140	263	103	24
Mangold*	2,1	0,7	k.A.	1,7	588	k.A.	k.A.	98	160	700	170	k.A.	30	39
Möhren*	1	4,8	3,6	0,9	1500	465	15	69	53	600	270	270	26	7
Paprika*	1,1	2,9	3,6	0,5	179	2500	11	49	43	300	230	239	57	117
Pastinaken/Wurzelpetersilie	1,3	12,1	2,1	1,2	3,3	894	1	80	130	900	500	110	59	18
Radieschen	1,1	2,1	1,6	0,9	3,8	k.A.	k.A.	33	30	300	180	60	24	29
Rettich	1,1	2,4	2,5	0,8	1,6	k.A.	0,3	30	30	400	180	60	24	27
Rhabarber	0,6	1,4	3,2	0,6	10	250	11	27	30	300	84	35	3	10
Rosenkohl*	4,5	3,3	4,4	1,4	79	560	236	126	134	700	1400	350	101	112
Rote Bete	1,5	8,4	2,5	1	1,8	47	k.A.	22	42	200	130	50	83	10
Rotkohl	1,5	3,5	2,5	0,7	2,5	1700	25	63	44	400	320	150	35	57
Schwarzwurzel*	1,4	2,1	18,3	1	3,3	k.A.	k.A.	110	35	400	k.A.	k.A.	k.A.	4
Spargel	2	2	1,3	0,6	87	2000	39	114	105	1000	620	54	108	20
Spinat	2,8	0,6	2,6	1,7	795	1400	305	92	202	600	250	221	145	51
Steckrüben	1,2	5,7	2,9	0,8	17	k.A.	k.A.	50	58	900	110	200	42	33
Tomaten	1	2,6	1	0,6	97	813	5,6	57	35	500	310	100	22	19
Weißkohl	1,4	4,2	3	0,7	12	1700	66	43	47	300	260	190	31	52
Wirsing*	2,8	2,9	2,6	0,9	7,5	2500	k.A.	59	64	300	210	156	90	49
Zucchini	2	2,3	1,1	0,6	31	k.A.	11	211	73	400	119	k.A.	k.A.	18

Legende: Mittelwert   Maximum   Minimum   k.A. = keine Angabe   *Top-Nährstofflieferanten

Praktische Kräutermischungen für den Küchenalltag

Pizzagewürz oder Kräuter der Provence

Oregano	15 g
Thymian	10 g
Bohnenkraut	10 g
Majoran	10 g
Salbei	5 g

Alles mischen und dann in einem Mörser oder in einer Mühle zerkleinern.

Curry

Kurkuma	8 g
(Kreuz-)Kümmel	8 g
Koriander, gemahlen	8 g
Bockshornklee	8 g
Ingwerpulver	5 g
Salz	5 g
Lorbeerblätter	5 g
Senfkörner	3 g

Alles mischen und dann in einer Mühle zermahlen.

Bratengewürz

Kümmel	20 g
Koriander, gemahlen	10 g
Knoblauchgranulat	10 g
Majoran, getrocknet	5 g
Pfeffer, gemahlen	5 g

Alles mischen und dann in einem Mörser oder in einer Mühle zerkleinern.

Gulaschgewürz

Kümmel	15 g
Paprikapulver	15 g
Knoblauchgranulat	5 g
Majoran, getrocknet	10 g
Pfeffer, gemahlen	5 g

Alles mischen und dann in einem Mörser oder in einer Mühle zerkleinern.

Gewürzöle und Gewürzessig

Jedes Gewürz und jedes Kraut lässt sich für Gewürzöle oder -essig verwenden.

Einfach ein Marmeladenglas entweder zu einem Drittel mit getrockneten Kräutern und Gewürzen füllen oder zu zwei Dritteln mit frischen.

Mit einem hochwertigen Pflanzenöl oder Essig auffüllen und zwei bis drei Wochen bei Zimmertemperatur ziehen lassen.

Dann die Kräuter und Gewürze über ein Sieb abtrennen.

Checkliste Lebensmittel

Lebensmittel, alphabetisch geordnet – mit Nährwerten F = Fett, K = Kohlenhydrate,
P = Protein, E = Energie, ED = Energiedichte, k.A. = keine Angabe

Lebensmittel (100 Gramm)	Lebensmittel-gruppe	F	K	P	E	ED
		(g)	(g)	(g)	(kcal)	(kcal pro g)
Aal, geräuchert	Fisch und Fischprodukte	28,6	k.A.	17,9	329	3,3
Ananas	Obst	0,2	12,4	0,5	55	0,6
Ananas, Dose	Obst	0,2	15,2	0,4	68	0,7
Ananassaft	Getränke	0,1	9,7	0,4	43	0,4
Apfel	Obst	0,6	11,4	0,3	54	0,5
Apfel, getrocknet	Obst	1,6	55,4	1,4	248	2,5
Apfelgelee	Konfitüren und Gelees	k.A.	64,2	k.A.	259	2,6
Apfelsaft	Getränke	k.A.	11,1	0,1	48	0,5
Apfelsine	Obst	0,2	8,3	1	42	0,4
Apfelsinenkonfitüre	Konfitüren und Gelees	k.A.	63,6	0,4	258	2,6
Apfelsinensaft	Getränke	0,1	8,7	0,7	42	0,4
Apfelwein	Getränke	k.A.	k.A.	k.A.	45	0,5

Appenzeller Käse, 50 % Fett i. Tr.	Käse	31,7	k.A.	24,8	386	3,9
Aprikose	Obst	0,1	8,5	0,9	43	0,4
Aprikose, Dose	Obst	0,1	15,1	0,5	65	0,7
Aprikose, getrocknet	Obst	0,5	47,9	5	240	2,4
Aprikosenkonfitüre	Konfitüren und Gelees	0,1	60,6	0,3	248	2,5
Artischocke	Gemüse und Gemüseprodukte	0,1	2,6	2,4	22	0,2
Aubergine	Gemüse und Gemüseprodukte	0,2	2,5	1,2	17	0,2
Augenbohne, Kuhbohne	Hülsenfrüchte	1,4	33,1	23,5	239	2,4
Auster	Krusten- und Weichtiere	1,2	4,8	9	66	0,7
Austernpilz	Gemüse und Gemüseprodukte	0,2	k.A.	2,3	11	0,1
Avocado	Obst	23,5	0,4	1,9	221	2,2
Bambussprossen	Gemüse und Gemüseprodukte	0,3	1	2,5	17	0,2
Banane	Obst	0,2	20	1,2	88	0,9
Barsch	Fisch und Fischprodukte	0,8	k.A.	18,4	81	0,8
Bauernbratwurst, polnische Art	Wurst	21,4	k.A.	21,3	278	2,8
Bel Paese	Käse	30,2	k.A.	25,4	373	3,7

Bier, alkoholfrei	Getränke	k.A.	k.A.	k.A.	25	0,3
Bier, hell	Getränke	k.A.	2,9	0,5	39	0,4
Bier, Pils, Lagerbier	Getränke	k.A.	k.A.	k.A.	42	0,4
Bier, Weißbier	Getränke	k.A.	3	0,3	38	0,4
Bierschinken	Wurst	9,5	k.A.	18,6	160	1,6
Birne	Obst	0,3	12,4	0,5	55	0,6
Birne, Dose	Obst	0,1	16,1	0,3	67	0,7
Bismarckhering	Fisch und Fischprodukte	16	k.A.	16,5	210	2,1
Bleichsellerie	Gemüse und Gemüseprodukte	0,2	2,2	1,2	15	0,2
Blumenkohl, gekocht und abgetropft	Gemüse und Gemüseprodukte	0,3	2	2	19	0,2
Blutwurst	Wurst	25,6	k.A.	14,5	288	2,9
Bockwurst	Wurst	24,5	k.A.	13,1	273	2,7
Bohne, Schnittbohne, grün	Hülsenfrüchte	0,2	5,1	2,4	33	0,3
Brasse	Fisch und Fischprodukte	5,5	k.A.	16,6	116	1,2
Brathering	Fisch und Fischprodukte	15,2	k.A.	16,8	204	2,0
Brie, Rahmbrie, 50 % Fett i. Tr.	Käse	27,9	0,1	22,6	345	3,5

Brokkoli, gekocht und abgetropft	Gemüse und Gemüseprodukte	0,2	2	2,8	22	0,2
Brombeere	Obst	1	6,2	1,2	44	0,4
Brombeerkonfitüre	Konfitüren und Gelees	0,4	63,1	0,5	259	2,6
Brötchen, Semmel	Getreide und Getreideprodukte	1,9	55,5	8,3	272	2,7
Buchweizen	Getreide und Getreideprodukte	1,7	71	9,1	336	3,4
Bückling	Fisch und Fischprodukte	15,5	k.A.	21,2	224	2,2
Butter, Süß- und Sauerrahmbutter	Fette und Öle	83,2	k.A.	0,7	751	7,5
Butterkäse, 50 % Fett i. Tr.	Käse	28,8	k.A.	21,1	344	3,4
Butterkeks	Getreide und Getreideprodukte	11	74,7	7,6	428	4,3
Buttermilch	Milch und Milchprodukte	0,5	4	3,5	37	0,4
Camembert, 60 % Fett i. Tr.	Käse	34	k.A.	17,9	378	3,8
Cashewnuss	Nüsse und Samen	42,2	30,5	17,5	572	5,7
Cervelatwurst	Wurst	34,8	k.A.	20,3	394	3,9
Champignon, frisch	Gemüse und Gemüseprodukte	0,3	0,6	2,7	16	0,2
Chester, Cheddar, 50 % Fett i. Tr.	Käse	32,2	0,3	25,4	397	4,0
Chicorée	Gemüse und Gemüseprodukte	0,2	2,4	1,2	16	0,2

Chinakohl	Gemüse und Gemüseprodukte	0,3	1,2	1,1	12	0,1
Corned Beef, amerikanisch	Fleisch und Fleischprodukte	12	k.A.	25,3	209	2,1
Cornflakes	Getreide und Getreideprodukte	0,6	79,7	7,2	353	3,5
Dattel	Obst	0,5	65,1	1,9	276	2,8
Diätmargarine	Fette und Öle	80	0,2	0,2	722	7,2
Dinkel	Getreide und Getreideprodukte	1,7	60,3	15,8	320	3,2
Dinkelvollkornmehl	Getreide und Getreideprodukte	2,6	64	13,2	332	3,3
Dosenwürstchen	Wurst	19,5	k.A.	12,5	226	2,3
Edamer, 45 % Fett i. Tr.	Käse	28,3	k.A.	24,8	357	3,6
Edelkastanie	Nüsse und Samen	1,9	41,2	2,5	192	1,9
Eiscreme	Honig, Zucker, Süßwaren	11,7	21	4	205	2,1
Emmentaler, 45 % Fett i. Tr.	Käse	31,4	k.A.	29	400	4,0
Endivie	Gemüse und Gemüseprodukte	0,2	1,2	1,8	14	0,1
Ente	Fleisch und Fleischprodukte	17,2	k.A.	18,1	227	2,3
Erbse, gekocht und abgetropft	Hülsenfrüchte	0,5	9,7	5,6	66	0,7
Erbse, Konserve	Hülsenfrüchte	0,4	4,8	3,6	37	0,4

Erdbeere	Obst	0,4	5,5	0,8	32	0,3
Erdbeere, Dose	Obst	0,2	16	0,6	70	0,7
Erdbeerkonfitüre	Konfitüren und Gelees	0,2	62,6	0,3	256	2,6
Erdnuss	Nüsse und Samen	48,1	7,5	25,3	564	5,6
Erdnuss, ungesalzen, geröstet	Nüsse und Samen	49,4	9,4	25,6	585	5,9
Erdnussöl	Fette und Öle	100	k.A.	k.A.	900	9,0
Feige	Obst	0,5	12,9	1,3	61	0,6
Feige, getrocknet	Obst	1,3	55,1	3,5	250	2,5
Feldsalat	Gemüse und Gemüseprodukte	0,4	0,8	1,8	14	0,1
Fenchel, Blatt	Gemüse und Gemüseprodukte	0,3	2,8	2,4	24	0,2
Fenchel, Knolle	Gemüse und Gemüseprodukte	0,2	3	1,4	19	0,2
Fetakäse, 45 % Fett i. Tr.	Käse	18,1	0,5	17	237	2,4
Fleischkäse, Leberkäse	Fleisch und Fleischprodukte	27,4	k.A.	11,8	294	2,9
Fleischwurst	Wurst	29,3	k.A.	10,8	307	3,1
Flunder	Fisch und Fischprodukte	0,7	k.A.	16,5	72	0,7
Forelle	Fisch und Fischprodukte	2,7	k.A.	19,5	103	1,0

Frankfurter Würstchen	Wurst	24,4	k. A.	12,4	269	2,7
Frischkäse, Rahmfrisch-käse, 50 % Fett i. Tr.	Käse	23,6	3,4	13,8	284	2,8
Fruchteis	Honig, Zucker, Süßwaren	1,8	29,1	1,5	139	1,4
Fruchtjoghurt, vollfett	Milch und Milchprodukte	2,6	15,5	3,9	101	1,0
Frühstücksfleisch	Fleisch und Fleischprodukte	25,4	k. A.	14,7	287	2,9
Gans	Fleisch und Fleischprodukte	31	k. A.	15,7	342	3,4
Garnele	Krusten- und Weichtiere	1,4	k. A.	18,6	87	0,9
Gartenkresse	Gemüse und Gemüseprodukte	0,7	2,5	4,2	33	0,3
Gelbwurst	Wurst	24,6	k. A.	13,7	276	2,8
Gerste	Getreide und Getreideprodukte	2,1	63,3	10,4	314	3,1
Gorgonzola	Käse	31,2	k. A.	19,4	360	3,6
Gouda, 45 % Fett i. Tr.	Käse	25,4	k. A.	25,5	334	3,3
Grapefruit	Obst	0,2	7,4	0,6	38	0,4
Grapefruitsaft	Getränke	0,1	10,1	0,5	47	0,5
Grünkern	Getreide und Getreideprodukte	2,7	63,2	10,8	320	3,2
Grünkohl	Gemüse und Gemüseprodukte	0,9	2,5	4,3	37	0,4

Gruyère, 45 % Fett i. Tr.	Käse	32,1	k.A.	26,9	399	4,0
Gurke	Gemüse und Gemüseprodukte	0,2	1,8	0,6	12	0,1
Hafer	Getreide und Getreideprodukte	7,1	55,7	9,9	326	3,3
Haferflocken	Getreide und Getreideprodukte	7	58,7	12,5	348	3,5
Hagebutte	Obst	0,6	16,2	3,6	94	0,9
Hagebuttenmarmelade	Konfitüren und Gelees	k.A.	62,3	0,5	252	2,5
Halbfettmargarine	Fette und Öle	40	0,4	1,6	368	3,7
Hammelfleisch, Kotelett	Fleisch und Fleischprodukte	32	k.A.	14,9	348	3,5
Harzer Käse, höchstens 10 % Fett i. Tr.	Käse	0,7	k.A.	30	127	1,3
Hase	Fleisch und Fleischprodukte	3	k.A.	21,6	113	1,1
Haselnuss, ohne Samenschale	Nüsse und Samen	61,6	10,5	12	644	6,4
Hecht	Fisch und Fischprodukte	0,9	k.A.	18,4	81	0,8
Heidelbeere	Obst	0,6	6,1	0,6	36	0,4
Heidelbeere, Dose	Obst	0,6	16,4	0,9	76	0,8
Heidelbeerkonfitüre	Konfitüren und Gelees	k.A.	63,6	0,3	257	2,6
Heilbutt	Fisch und Fischprodukte	1,6	k.A.	20,1	95	1,0

Hering, Ostsee	Fisch und Fischprodukte	9,2	k.A.	18,1	155	1,6
Himbeere	Obst	0,3	4,8	1,3	34	0,3
Himbeerkonfitüre	Konfitüren und Gelees	0,3	60,9	0,5	251	2,5
Hirsch	Fleisch und Fleischprodukte	3,3	k.A.	20,6	112	1,1
Hirse	Getreide und Getreideprodukte	3,9	68,8	9,8	350	3,5
Holunderbeere	Obst	1,7	6,5	2,5	54	0,5
Honig	Honig, Zucker, Süßwaren	k.A.	75,1	0,4	302	3,0
Huhn, Brathuhn	Fleisch und Fleischprodukte	9,6	k.A.	19,9	166	1,7
Huhn, Brust, mit Haut	Fleisch und Fleischprodukte	6,2	k.A.	22,2	145	1,5
Huhn, Suppenhuhn	Fleisch und Fleischprodukte	20,3	k.A.	18,5	257	2,6
Hühnerei	Hühnerei	11,4	0,7	12,5	155	1,6
Hummer	Krusten- und Weichtiere	1,9	k.A.	15,9	81	0,8
Hüttenkäse, 20 % Fett i. Tr.	Käse	4,3	3,3	12,3	102	1,0
Jagdwurst	Wurst	15,8	k.A.	15,3	203	2,0
Joghurt, 3,5 % Fett	Milch und Milchprodukte	3,8	4,4	3,9	70	0,7
Johannisbeere, rot	Obst	0,2	4,8	1,1	33	0,3

Johannisbeere, schwarz	Obst	0,2	6,1	1,3	39	0,4
Johannisbeerkonfitüre, rot	Konfitüren und Gelees	0,2	62,2	0,4	257	2,6
Johannisbeernektar, rot	Getränke	k.A.	12,4	0,4	55	0,6
Johannisbeernektar, schwarz	Getränke	k.A.	12,5	0,4	56	0,6
Kabeljau	Fisch und Fischprodukte	0,7	k.A.	17,7	77	0,8
Kaffeesahne, mind. 10 % Fett	Milch und Milchprodukte	10,5	4,1	3,1	123	1,2
Kakaopulver, schwach entölt	Honig, Zucker, Süßwaren	24,5	10,8	19,8	343	3,4
Kalbfleisch, Filet	Fleisch und Fleischprodukte	1,8	k.A.	21,2	101	1,0
Kalbsbratwurst	Wurst	25	k.A.	11,3	270	2,7
Kalbsleberwurst	Wurst	28,9	k.A.	13,1	313	3,1
Kaninchenfleisch, mit Knochen	Fleisch und Fleischprodukte	7,6	k.A.	20,8	152	1,5
Karotte	Gemüse und Gemüseprodukte	0,2	4,8	1	26	0,3
Karpfen	Fisch und Fischprodukte	4,8	k.A.	18	115	1,2
Kartoffel, Knödel, trockenes Produkt	Gemüse und Gemüseprodukte	0,2	74,2	6	323	3,2
Kartoffel, Kroketten, trockenes Produkt	Gemüse und Gemüseprodukte	1,5	70,5	7,1	324	3,2
Kartoffel, Pommes frites	Gemüse und Gemüseprodukte	14,5	35,7	4,2	290	2,9

Kartoffel, Püree, trockenes Pulver	Gemüse und Gemüseprodukte	0,5	75,3	7,4	335	3,4
Kartoffel, ungeschält gebacken in Folie	Gemüse und Gemüseprodukte	0,1	17,9	2,5	85	0,9
Kartoffel, ungeschält gekocht	Gemüse und Gemüseprodukte	0,1	14,8	2	70	0,7
Kartoffelchips	Gemüse und Gemüseprodukte	39,4	45,1	5,5	557	5,6
Kassler	Fleisch und Fleischprodukte	7,5	k.A.	20,9	151	1,5
Kefir aus Vollmilch	Milch und Milchprodukte	3,5	3,6	3,3	65	0,7
Kichererbse	Hülsenfrüchte	5,9	44,3	18,6	305	3,1
Kirsche, sauer	Obst	0,5	9,9	0,9	53	0,5
Kirsche, süß	Obst	0,3	13,3	0,9	62	0,6
Kirsche, süß, Dose	Obst	0,2	12,5	0,7	56	0,6
Kirschkonfitüre	Konfitüren und Gelees	0,1	60,8	0,5	250	2,5
Kiwi	Obst	0,6	9,1	1	51	0,5
Knäckebrot aus Roggen	Getreide und Getreideprodukte	1,4	66,1	9,4	315	3,2
Knackwurst	Wurst	23,5	k.A.	12	260	2,6
Knoblauch	Gemüse und Gemüseprodukte	0,1	28,4	6,1	139	1,4
Köhler »Seelachs«	Fisch und Fischprodukte	0,9	k.A.	18,3	81	0,8

Kohlrabi	Gemüse und Gemüseprodukte	0,2	3,7	1,9	24	0,2
Kokosfett	Fette und Öle	100	k.A.	k.A.	900	9,0
Kokosnuss	Nüsse und Samen	36,5	4,8	3,9	363	3,6
Kondensmilch, mind. 7,5 % Fett	Milch und Milchprodukte	7,6	9,3	6,5	132	1,3
Kopfsalat	Gemüse und Gemüseprodukte	0,2	1,1	1,2	11	0,1
Krebs	Krusten- und Weichtiere	0,5	k.A.	15	81	0,8
Kunsthonig, Invertzuckercreme	Honig, Zucker, Süßwaren	k.A.	82,5	0,2	331	3,3
Kürbis	Gemüse und Gemüseprodukte	0,1	4,6	1,1	25	0,3
Kürbiskernöl	Fette und Öle	100	k.A.	k.A.	900	9,0
Lachs, Salm	Fisch und Fischprodukte	13,6	k.A.	19,9	202	2,0
Lammfleisch, Muskelfleisch	Fleisch und Fleischprodukte	3,7	k.A.	20,8	117	1,2
Landjäger	Wurst	42,2	k.A.	25,1	480	4,8
Languste	Krusten- und Weichtiere	1,1	1,3	17,2	84	0,8
Leberpastete	Wurst	28,6	k.A.	14,2	314	3,1
Leberwurst	Wurst	33,2	k.A.	13,9	354	3,5
Leinöl	Fette und Öle	100	k.A.	k.A.	900	9,0

Leinsamen	Nüsse und Samen	30,9	k.A.	24,4	376	3,8
Limabohne	Hülsenfrüchte	1,4	45	20,6	275	2,8
Limburger, 40 % Fett i. Tr.	Käse	19,7	k.A.	22,4	268	2,7
Linse	Hülsenfrüchte	1,6	40,6	23,4	270	2,7
Lyoner	Wurst	29,2	k.A.	11,4	308	3,1
Macadamianuss	Nüsse und Samen	73	4	7,5	703	7,0
Magermilch, höchstens 0,3 % Fett	Milch und Milchprodukte	0,1	4,8	3,5	34	0,3
Mais, ganzes Korn	Getreide und Getreideprodukte	3,8	64,2	8	323	3,2
Mais, Zuckermais	Gemüse und Gemüseprodukte	1,2	15,7	3,3	87	0,9
Maiskeimöl	Fette und Öle	100	k.A.	k.A.	900	9,0
Makrele	Fisch und Fischprodukte	11,9	k.A.	18,7	182	1,8
Malzbier	Getränke	k.A.	10,9	0,6	54	0,5
Mandarine	Obst	0,3	10,1	0,7	46	0,5
Mandel, süß	Nüsse und Samen	54,1	5,4	18,7	583	5,8
Mangold	Gemüse und Gemüseprodukte	0,3	0,7	2,1	14	0,1
Margarine, Pflanzenmargarine	Fette und Öle	80	0,4	0,2	722	7,2

Marzipan	Honig, Zucker, Süßwaren	24,9	58,7	6,8	486	4,9
Meerrettich	Gemüse und Gemüseprodukte	0,3	11,7	2,8	63	0,6
Mettwurst	Wurst	35,6	k.A.	14,5	378	3,8
Miesmuschel	Krusten- und Weichtiere	2	2,4	10,5	69	0,7
Milch, mind. 1,5 % Fett	Milch und Milchprodukte	1,6	4,8	3,4	48	0,5
Milch, mind. 3,5 % Fett	Milch und Milchprodukte	3,6	4,7	3,4	65	0,7
Milchschokolade	Honig, Zucker, Süßwaren	31,5	54,1	9,2	537	5,4
Mineralwasser/ Tafelwasser*	Getränke	k.A.	k.A.	k.A.	k.A.	0,0
Mirabelle	Obst	0,2	14	0,7	63	0,6
Mohn	Nüsse und Samen	42,2	4,2	20,2	477	4,8
Molke, süß	Milch und Milchprodukte	0,2	4,7	0,8	25	0,3
Moosbeere	Obst	0,7	3,9	0,4	35	0,4
Mortadella	Wurst	25	k.A.	11,8	272	2,7
Mozzarella, aus Kuhmilch	Käse	16,1	k.A.	19,9	225	2,3
Mungbohne, trockene Samen	Hülsenfrüchte	1,3	43,6	23,6	281	2,8
Münsterkäse, 50 % Fett i. Tr.	Käse	26,3	k.A.	20,9	321	3,2

Nudeln, gekocht und abgetropft	Getreide und Getreideprodukte	0,9	17,5	4	94	0,9
Nuss-Nougat-Creme	Honig, Zucker, Süßwaren	31,3	58,4	4,3	532	5,3
Oliven	Obst	13,9	1,8	1,4	138	1,4
Olivenöl	Fette und Öle	100	k.A.	k.A.	900	9,0
Ölsardine	Fisch und Fischprodukte	13,9	k.A.	24,1	222	2,2
Paprikafrüchte	Gemüse und Gemüseprodukte	0,2	2,9	1,1	19	0,2
Paranuss	Nüsse und Samen	66,8	3,6	13,6	670	6,7
Parmesankäse, 37 % Fett i. Tr.	Käse	25,8	0,1	35,6	375	3,8
Pastinake	Gemüse und Gemüseprodukte	0,4	12,1	1,3	59	0,6
Pekannuss	Nüsse und Samen	72	4,4	9,3	703	7,0
Petersilie	Gemüse und Gemüseprodukte	0,4	7,4	4,4	50	0,5
Petersilienwurzel	Gemüse und Gemüseprodukte	0,5	6,1	2,9	40	0,4
Pfifferling	Gemüse und Gemüseprodukte	0,5	0,2	1,6	11	0,1
Pfifferling, Konserve	Gemüse und Gemüseprodukte	0,7	0,2	1,4	13	0,1
Pfirsich	Obst	0,1	8,9	0,8	41	0,4
Pfirsich, Dose	Obst	0,1	15	0,4	63	0,6

Pfirsich, getrocknet	Obst	0,6	53,2	3	240	2,4
Pflaume	Obst	0,2	10,2	0,6	48	0,5
Pflaume, getrocknet	Obst	0,6	47,4	2,3	222	2,2
Pflaumenkonfitüre	Konfitüren und Gelees	k.A.	59,6	0,3	241	2,4
Pflaumenmus	Konfitüren und Gelees	0,2	48	0,9	202	2,0
Pistazie	Nüsse und Samen	51,6	11,6	17,6	581	5,8
Porree	Gemüse und Gemüseprodukte	0,3	3,3	2,1	24	0,2
Preiselbeere	Obst	0,5	6,2	0,3	35	0,4
Preiselbeere, Dose mit Zuckerzusatz	Obst	0,3	44	0,5	183	1,8
Prinzessbohne	Hülsenfrüchte	16,2	30,8	33,1	401	4,0
Quinoa	Getreide und Getreideprodukte	5	58,5	13,8	334	3,3
Quitte	Obst	0,5	7,3	0,4	38	0,4
Quittengelee	Konfitüren und Gelees	k.A.	62,2	k.A.	250	2,5
Radieschen	Gemüse und Gemüseprodukte	0,1	2,1	1,1	14	0,1
Rapsöl, raffiniert	Fette und Öle	100	k.A.	k.A.	900	9,0
Regensburger	Wurst	21,5	k.A.	14,8	253	2,5

Rehfleisch, Rücken	Fleisch und Fleischprodukte	3,6	k.A.	22,4	122	1,2
Reis, poliert	Getreide und Getreideprodukte	0,6	77,7	6,8	344	3,4
Reis, poliert, gekocht, abgetropft	Getreide und Getreideprodukte	0,2	18,8	2	84	0,8
Reis, Vollkorn	Getreide und Getreideprodukte	2,2	74,1	7,2	345	3,5
Rettich	Gemüse und Gemüseprodukte	0,2	2,4	1,1	15	0,2
Rhabarber	Gemüse und Gemüseprodukte	0,1	1,4	0,6	13	0,1
Ricotta	Käse	15	k.A.	9,5	174	1,7
Rindfleisch, Filet	Fleisch und Fleischprodukte	4	k.A.	21,2	121	1,2
Rindfleisch, Leber	Fleisch und Fleischprodukte	3,7	5,3	19,2	131	1,3
Roggen, ganzes Korn	Getreide und Getreideprodukte	1,7	60,7	8,8	294	2,9
Roggenbrot, mind. 90 % Roggen	Getreide und Getreideprodukte	1	45,8	6,2	217	2,2
Roggenmehl, Type 1150	Getreide und Getreideprodukte	1,3	67,8	8,3	316	3,2
Roggenmehl, Type 997	Getreide und Getreideprodukte	1,1	67,9	6,9	309	3,1
Roggenmischbrot, Roggen und Weizen	Getreide und Getreideprodukte	1,1	43,7	6,4	210	2,1
Roggenvollkornbrot	Getreide und Getreideprodukte	1,2	38,7	6,8	193	1,9
Romadur, 50 % Fett i. Tr.	Käse	25,7	k.A.	20	311	3,1

Roquefort	Käse	30,6	k.A.	21,5	362	3,6
Rosenkohl, gekocht und abgetropft	Gemüse und Gemüseprodukte	0,5	2,4	3,8	31	0,3
Rosine	Obst	0,6	68	2,5	291	2,9
Rotbarsch	Fisch und Fischprodukte	3,6	k.A.	18,2	105	1,1
Rote Bete	Gemüse und Gemüseprodukte	0,1	8,4	1,5	41	0,4
Rotkohl	Gemüse und Gemüseprodukte	0,2	3,5	1,5	22	0,2
Rotwein	Getränke	k.A.	2,4	0,2	68	0,7
Rucola	Gemüse und Gemüseprodukte	0,7	2,1	2,6	25	0,3
Sahne, mind. 30 % Fett	Milch und Milchprodukte	31,7	3,3	2,4	308	3,1
Salami	Wurst	35,6	k.A.	20,3	402	4,0
Salzstangen	Getreide und Getreideprodukte	0,5	76	9	345	3,5
Sanddornbeere	Obst	7,1	3,3	1,4	89	0,9
Sardelle	Fisch und Fischprodukte	2,3	k.A.	20,1	101	1,0
Sardine	Fisch und Fischprodukte	4,5	k.A.	19,4	118	1,2
Sauerkraut	Gemüse und Gemüseprodukte	0,3	0,8	1,5	17	0,2
Saure Sahne, Sauerrahm	Milch und Milchprodukte	18	3,5	2,8	189	1,9

Schellfisch	Fisch und Fischprodukte	0,6	k.A.	17,9	77	0,8
Schmelzkäse, 60 % Fett i. Tr.	Käse	30,4	k.A.	13,2	326	3,3
Schnittlauch	Gemüse und Gemüseprodukte	0,7	1,6	3,6	27	0,3
Schokolade, milchfrei, mind. 40 % Kakao	Honig, Zucker, Süßwaren	30	47	5,3	479	4,8
Scholle	Fisch und Fischprodukte	1,9	k.A.	17,1	86	0,9
Schwarzwurzel	Gemüse und Gemüseprodukte	0,4	2,1	1,4	18	0,2
Schweinebauch, geräuchert	Fleisch und Fleischprodukte	33,3	k.A.	18	372	3,7
Schweinefleisch, Filet	Fleisch und Fleischprodukte	2	k.A.	22	106	1,1
Schweinefleisch, Leber	Fleisch und Fleischprodukte	4,5	0,9	21,1	129	1,3
Schweineschinken, Kochschinken	Wurst	3,7	k.A.	22,5	125	1,3
Schweinespeck, Frühstücksspeck	Fleisch und Fleischprodukte	65	k.A.	9,1	621	6,2
Schweinsbratwurst	Wurst	25,6	k.A.	15,2	291	2,9
Seehecht	Fisch und Fischprodukte	2,8	k.A.	17,2	94	0,9
Seezunge	Fisch und Fischprodukte	1,4	k.A.	17,5	82	0,8
Sellerieknolle	Gemüse und Gemüseprodukte	0,3	2,3	1,6	18	0,2
Sesam	Nüsse und Samen	50,4	10,2	17,7	565	5,7

Sesamöl, raffiniert	Fette und Öle	100	k.A.	k.A.	900	9,0
Sojabohne, trockene Bohne	Hülsenfrüchte	18,3	6,3	34,9	329	3,3
Sojadrink	Hülsenfrüchte	1,8	5,8	3,2	52	0,5
Sojamehl, vollfett	Hülsenfrüchte	20,6	3,1	37,3	347	3,5
Sojaöl, raffiniert	Fette und Öle	100	k.A.	k.A.	900	9,0
Sonnenblumenkerne	Nüsse und Samen	49	12,3	22,5	580	5,8
Sonnenblumenöl	Fette und Öle	100	k.A.	k.A.	900	9,0
Sorghum	Getreide und Getreideprodukte	3,2	69,7	10,3	349	3,5
Spargel, gekocht und abgetropft	Gemüse und Gemüseprodukte	0,1	1,1	1,7	13	0,1
Speisequark, 40 % Fett i. Tr.	Käse	11,4	k.A.	11,1	160	1,6
Spinat, gekocht und abgetropft	Gemüse und Gemüseprodukte	0,3	0,5	2,4	14	0,1
Stachelbeere	Obst	0,2	7,1	0,8	37	0,4
Steckrübe	Gemüse und Gemüseprodukte	0,2	5,7	1,2	29	0,3
Steinpilz	Gemüse und Gemüseprodukte	0,4	0,5	3,8	21	0,2
Straucherbse	Hülsenfrüchte	1,4	47	20,2	281	2,8
Süßkartoffel	Gemüse und Gemüseprodukte	0,6	24,1	1,6	108	1,1

Thunfisch	Fisch und Fischprodukte	15,5	k.A.	21,5	226	2,3
Tilsiter, 45 % Fett i. Tr.	Käse	27,7	k.A.	26,3	358	3,6
Tintenfisch	Krusten- und Weichtiere	0,9	k.A.	16,1	73	0,7
Tofu	Hülsenfrüchte	4,8	1,9	8,1	83	0,8
Tomate	Gemüse und Gemüseprodukte	0,2	2,6	1	17	0,2
Tomatensaft	Getränke	0,1	3	0,8	17	0,2
Traubensaft	Getränke	k.A.	16,6	0,2	70	0,7
Truthahn, Brust, ohne Haut	Fleisch und Fleischprodukte	1	k.A.	24,1	105	1,1
Walnuss	Nüsse und Samen	62,5	10,6	14,4	663	6,6
Wassermelone	Obst	0,2	8,3	0,6	37	0,4
Weinbergschnecke	Krusten- und Weichtiere	1,2	k.A.	12,8	62	0,6
Weintraube	Obst	0,3	15,2	0,7	67	0,7
Weißkohl	Gemüse und Gemüseprodukte	0,2	4,2	1,4	25	0,3
Weißwein	Getränke	k.A.	2,6	0,2	71	0,7
Weißwurst, Münchner	Wurst	22,9	k.A.	13,5	260	2,6
Weizen, ganzes Korn	Getreide und Getreideprodukte	1,8	59,6	10,6	297	3,0

Weizenbrot, Weißbrot	Getreide und Getreideprodukte	1,2	48,8	7,6	238	2,4
Weizenkeime	Getreide und Getreideprodukte	9,2	30,6	26,6	312	3,1
Weizenkeimöl	Fette und Öle	100	k.A.	k.A.	900	9,0
Weizenkleie	Getreide und Getreideprodukte	4,7	17,7	14,9	172	1,7
Weizenmehl, Type 1050	Getreide und Getreideprodukte	1,8	67,2	11,2	329	3,3
Weizenmehl, Type 405	Getreide und Getreideprodukte	1	71,8	9,8	335	3,4
Weizenmehl, Type 550	Getreide und Getreideprodukte	1,1	72	9,8	338	3,4
Weizenmischbrot, Weizen und Roggen	Getreide und Getreideprodukte	1,1	47,7	6,2	226	2,3
Weizentoastbrot	Getreide und Getreideprodukte	4,4	47,7	6,9	258	2,6
Weizenvollkornbrot	Getreide und Getreideprodukte	0,9	40,7	7	199	2,0
Wels	Fisch und Fischprodukte	11,3	k.A.	15,3	163	1,6
Wiener Würstchen	Wurst	23,2	k.A.	13,5	263	2,6
Wildschwein	Fleisch und Fleischprodukte	9,3	k.A.	19,5	162	1,6
Wirsing	Gemüse und Gemüseprodukte	0,3	2,9	2,8	26	0,3
Zander	Fisch und Fischprodukte	0,7	k.A.	19,2	83	0,8
Ziegenfleisch	Fleisch und Fleischprodukte	7,9	k.A.	19,5	149	1,5

Ziegenmilch	Milch und Milchprodukte	3,9	4,2	3,7	67	0,7
Zitrone	Obst	0,6	3,2	0,7	35	0,4
Zucchini	Gemüse und Gemüseprodukte	0,3	2,3	2	20	0,2
Zuckermelone	Obst	0,1	12,4	0,9	54	0,5
Zwieback, eifrei	Getreide und Getreideprodukte	4,3	73,1	9,2	368	3,7
Zwiebel	Gemüse und Gemüseprodukte	0,3	4,9	1,2	27	0,3

*eigene Quelle

Abbildungen im Innenteil von le-tex publishing services GmbH, Leipzig nach:

S. 13 Malte Rubach, Quelle: Compendium of Physical Activities, https://sites. google.com/site/compendiumofphysicalactivities/, abgerufen 8.5.21

S. 22 Greger, M.: How not to Diet, Flatiron Books, London 2019

S. 24–29, 31–47, 46, wiederholt, 51, 52, 59, 60, 150 le-tex publishing services GmbH

S. 58 BZfE/EAT-Lancet-Kommission; Bundeszentrum für Ernährung: Planetary Health Diet – Speiseplan für eine gesunde und nachhaltige Ernährung, https://www.bzfe.de/nachhaltiger-konsum/lagern-kochen-essen-teilen/ planetary-health-diet/, abgerufen 8.5.21

S. 67–82 Saisonkalender der Verbraucherzentrale und Kern und Kintrup M.: Food for Future, Südwest, 2020 aus Food for Future, Martin Kintrup. Originalausgabe von Forte Culinair, die Niederlande, 2020, ISBN 978-90-6250-235-2, unter den Titel Duurzaam lekker eten

S. 90–110 Malte Rubach

S. 121–130, 160–162 Datenquelle: Der kleine Souci-Fachmann-Kraut. Lebensmitteltabelle für die Praxis. Deutsche Forschungsanstalt für Lebensmittelchemie (Hrsg.). Wissenschaftliche Verlagsgesellschaft, Stuttgart, 5. Auflage 2011

S. 159 Verbraucherzentrale, Projekt Klartext Nahrungsergänzung

außer S. 15, wiederholt, Berg Dmitry / Shutterstock.com

DR. MALTE RUBACH

DAS GEHEIMNIS DES GESUNDEN ALTERNS

**Die Essenz aller wissenschaftlichen Studien –
mit vielen praktischen Anwendungen**

*Die Formel für ein langes Leben:
wissenschaftlich fundiert und praktisch umsetzbar*

Es ist ein alter Menschheitstraum: ein langes Leben in Glück
und Gesundheit. Die moderne Altersforschung bietet eine
ganze Reihe gesicherter Erkenntnisse, wie wir länger körper-
lich wie mental fit bleiben. Beides hängt eng miteinander
zusammen. Wie lautet also die WunderFormel? Kurz gesagt:
Es geht um das richtige Maß an Ernährung, Bewegung und Genuss. Der gefragte Ernährungswissenschaftler und Altersfor-
scher Dr. Malte Rubach erklärt in seinem neuen Gesundheits-
ratgeber mithilfe aller aktuellen wissenschaftlichen Studien,
wie es gelingt, gesund und glücklich alt zu werden.

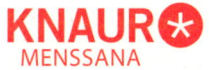

DR. MALTE RUBACH

KAFFEE-APOTHEKE

Die Bohne für mehr Gesundheit

Endlich Schluss mit den Kaffee-Mythen –
was die starke Bohne für unsere Gesundheit tun kann

Eine Tasse Kaffee, tausend Inhaltsstoffe, eine Million Möglichkeiten. Was viele nicht wissen: Die starke Bohne macht nicht nur wach, sie wirkt auch positiv auf Herz und Kreislauf, die Leber, die Nieren und die Verdauung. Ernährungswissenschaftler und Kaffee-Experte Dr. Malte Rubach räumt in diesem Buch mit allen Kaffee-Mythen auf und erklärt, wie man die gesundheitsfördernden Eigenschaften am besten für sich einsetzt. Mit Tipps zur Anwendung, neuesten Forschungsergebnissen und tollen Rezepten frisch aus der Kaffeerösterei.

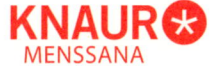